Saggi

ILARIA CAPUA

Il coraggio di non avere paura

La pandemia vista da una stella

SOLFERINO

SOLFERINO

www.solferinolibri.it

Pubblicato in accordo con Elastica S.r.l., Bologna

ISBN: 978-88-282-0829-7
Prima edizione: aprile 2022

Il coraggio di non avere paura

Ai miei genitori, Maria Grazia e Carlo

introduzione

Prima che si aprisse il sipario sulla pandemia che era in divenire – prima che vi accorgeste che vi era una minaccia impalpabile e sostanzialmente incontrollabile dietro quella tenda rossa e pesante, pochi, pochissimi di voi sapevano che c'erano gruppi di scienziati, anche piuttosto emarginati, che si occupavano di virus emergenti e che erano lì ad arrovellarsi il cervello su come prevenire un evento pandemico, nonché su come intervenire per limitarne i danni. Era ovviamente impossibile prevederne i tempi e le modalità – però era certo che si sarebbe verificato. Nel mio piccolo, piccolissimo, ho fatto parte di uno di quei gruppi e ho trascorso molti anni a pensare, discutere e programmare le azioni da intraprendere nel caso di una emergenza pandemica.

Questa introduzione è funzionale a mostrarvi che cosa c'era sotto e quali erano gli intenti, a volte molto ben nascosti, dietro ai ragionamenti che ho cercato di veicolare sulla carta stampata in questi due anni difficilissimi. Per tutti.

Vivere una esperienza che hai immaginato per tutta una vita professionale e poi vedere l'evento catastrofico che si srotola come un rocchetto saltellante su una macchina da cucire è di per sé una esperienza che dà vertigine. Poi, vedere azioni e reazioni incrociate spandersi come biglie rovesciate da un camion sulle scale di Piazza di Spagna e nel contempo cercare di dare poche informazioni chiare e strategiche per aiutare le persone smarrite a orientarsi e a comportarsi.

Questa raccolta di editoriali mi piace immaginarla come una collezione di companatici. Sapori intensi e forse troppo concentrati. Ho pensato che, adesso che molte cose le abbiamo capite e digerite, sarebbe stato utile accompagnarle con più accoglienti riflessioni, quasi come fette di pane che spero attraverso la loro fragranza o sofficità possano rendere più condivisibili o comprensibili alcune mie posizioni, ora che abbiamo il senno di poi.

Anche se molti di voi adesso hanno le idee molto più chiare sull'emergenza annunciata e inevita-

bile, vi accompagno volentieri tra i miei pensieri di persona informata sui fatti che stavano per accadere.

prologo pre-pandemico (o periodo inter-pandemico)

Alcune vicende bizzarre che mi sono capitate nella vita mi hanno fatto riflettere sul rapporto tra scienza e società, e su come questi due ambiti che dovrebbero essere dei vasi comunicanti in realtà non lo siano.

Uno degli strumenti che funzionano per davvero nell'avvicinare le persone a un determinato concetto è la musica. Una musica che ti ricorda qualcosa o ti aggancia per l'ombelico o per il cuore – ti attira, ti rende curioso. E quindi perché non tentare un esperimento fantastico, un teaser per promuovere la ricerca e i ricercatori con una colonna sonora magica che accompagna le immagini che scorrono sullo sfondo e che vogliono far emozionare le persone guardando i loro giovani ricercatori che esplorano il futuro?

Per questo, nel novembre del 2019, dal One Health Center of Excellence dell'Università della Florida, con l'aiuto di Veronica e Andrea Bocelli e di Giorgia, abbiamo lanciato la campagna #Beautiful-Science, con un video accompagnato dal duetto Vivo per lei *che mostra l'impegno degli scienziati e le ripercussioni sulla società che la scienza genera. Penso che guardare il video, disponibile su YouTube, sia il modo migliore per introdurre alla lettura di questo libro.*

L'articolo che segue è stato pubblicato per accompagnare il lancio della campagna.

Allora non lo sapevamo, ma la miccia che ha scatenato la pandemia del 2020 che si trovava dietro quella tenda spessa era già accesa.

La scienza è energia

15 novembre 2019

Lei è una forza, una meraviglia, una di quelle che aiuta tutti, anche chi non le crede o non la rispetta. È soprattutto propositiva, quasi vulcanica, apre strade e permette di immaginare scenari nuovi, necessari o improbabili. Direi che va presa sul serio, perché altrimenti può diventare pericolosa. Purtroppo alcuni la considerano passata di moda, sostituibile – diciamo vintage. Ad alcuni sembra incomprensibile – si afferma con prepotenza e lascia spesso sbigottiti. E poi, soprattutto, lei dice cose che non vogliamo sentirci dire, sottolinea alcuni errori e ci implora di essere sempre più attenti. Trasporta una scia di segnali che saranno il profumo del futuro.

Lei è costituita dal pensiero, dallo studio e dall'analisi critica. È alimentata dalla creatività e dalla ricerca del limite. È perennemente in evoluzione perché ogni giorno supera se stessa, aggiungendo impalpabili strati di conoscenza che la arricchiscono e la abbelliscono.

Ma siamo noi che la teniamo in vita, che la nutriamo di energie e di sostanza, dell'oro grigio brillante che cresciamo, formiamo o ospitiamo e che è disseminato nei centri di ricerca di tutto il mondo. E siamo sempre noi, cittadini e ricercatori, che dobbiamo sostenerla in questo complicato passaggio della sua esistenza.

Fino a oggi l'abbiamo vestita male: linee troppo squadrate, dure, troppi numeri, troppi arzigogoli complicati che non sembrano più merletti ma un intreccio di spine. Molti – troppi – la schivano. Non piace, spaventa.

Credo che se la accompagnassimo verso il domani con un vestito tutto nuovo, magari firmato da Andrea Bocelli e Giorgia, potrebbe succedere un'altra meraviglia. Un abito musicale, splendido ed emozionante potrebbe avvolgerla e sottolineare i suoi lati più morbidi e lucenti, come la sua capacità di ispirare idee e progetti grandiosi per migliorare il mondo e la passione che genera in chi la coltiva.

È questa la scienza che dobbiamo imparare a raccontare.

TUONA

e sappiamo il perché

Sono molti anni che gli scienziati che si occupano di patogeni emergenti cercano di spingere nel presente e nel futuro il concetto di «One Health», o Salute unica. Questo concetto, che oggi può sembrare ovvio ma che ci ha messo molto tempo ad affermarsi, ha una storia che parte da lontano: almeno dalla metà dell'Ottocento, con la frase di una persona illuminata chiamata Rudolf Virchow: «Fra salute umana e animale non ci dovrebbero essere linee di divisione». Da lì, dai e dai, a furia di nuove scoperte si è arrivati ad allargare l'orizzonte e a capire che non solo la salute di uomini e animali è strettamente legata. Man mano che si è andati avanti con i secoli e con la conoscenza ci si è resi conto che anche la salute delle piante e dell'ambiente è strettamente collegata alla salute degli animali e a quella degli uomini, e che quindi forse prendendo spunto dalle crisi ordinarie – quelle a cui siamo abituati, ovvero la fame nel mondo e la povertà, il clima e l'inquinamento – si potesse tracciare una mappa per il futuro, imbastire nuovi percorsi di quelle interconnessioni che equilibrano la salute, senza la quale (lo abbiamo purtroppo scoperto nel mondo peggiore nel corso degli ultimi due anni) si sta proprio male.

Forse è proprio questa la lezione più importante che dobbiamo ricordare per orientare il nostro modo di vivere attuale e futuro: siamo parte di un sistema chiuso che funziona grazie a un sistema di vasi comunicanti.

L'algoritmo della «salute circolare»

30 novembre 2018

Il mare di numeri invisibili che ci circondano rappresenta una grandissima opportunità per fare il punto sulla salute da una prospettiva inconsueta, ovvero quello di vederla come un monolito – diciamo una monosalute. Se ci pensiamo un attimo, per bene davvero, intanto è crollata la barriera fisica tra i compartimenti stagni che dividevano concettualmente la salute delle persone da quella degli animali, delle piante e dell'ambiente. Mangiare prodotti ottenuti da piante e animali sani fa bene, se sono avariati stiamo male, subito o magari più avanti.

Se facciamo uno sforzo di sintesi, possiamo parlare in maniera astratta di monosalute? Eh sì, gli antichi greci ci avevano già pensato – la teoria degli umori di Ippocrate è un po' in questa direzione –

addirittura, a quei tempi, si intuivano l'importanza dell'acqua pulita per non ammalarsi e le influenze del clima sulla salute. Proprio così, perché a noi pare ovvio che «prendere freddo» può predisporre o causare cattiva salute. Più o meno quattrocento anni prima di Cristo mica era tanto ovvio da capire, ma loro ci erano arrivati. La salute è dominata da interconnessioni fra umori interni ed esterni al corpo umano.

Ci sono voluti poi oltre mille anni, passando attraverso le influenze e le rigidità delle religioni, per iniziare a guardare e a cercare le interconnessioni, quelle giuste. Arriviamo alla metà del Cinquecento per riscoprire, ad esempio, l'anatomia e la fisiologia comparata che fecero fare passi giganteschi alla conoscenza sull'uomo grazie a studi sugli animali. Un'altra grande interconnessione fra salute umana e animale emerse quando si comprese il legame tra malattie trasmissibili dall'animale all'uomo, come l'orrenda rabbia. Dobbiamo aspettare un altro paio di secoli per una rivelazione tanto ovvia quanto tardiva, ovvero come l'ambiente potesse influenzare la salute di animali e uomini. Teoria osteggiata, perché rivoluzionaria e impensata, quella che l'acqua portasse il colera. Un ragionamento illuminato nato dalla capacità deduttiva di una mente aperta alla comprensione dei meccanismi epidemiologici senza fermarsi alle certezze scientifiche del tempo.

L'epidemiologia delle malattie infettive ci dice oggi che i virus più terribili arrivano spesso dal serbatoio animale e da stravolgimenti dell'ecosistema. I meccanismi della globalizzazione ci hanno dimostrato come da una specie di puzzola asiatica venduta in un mercato di animali vivi a Hong Kong si siano provocati danni economici per circa 54 miliardi di dollari. E poi, negli ultimi anni, è entrato prepotente e a gamba tesa nella consapevolezza della nostra monosalute, il clima.

Degli eventi connessi fra la puzzola di Hong Kong e l'epidemia di Sars o di quelli legati all'uragano Irma siamo già in grado di misurare molto (rispetto a prima), ma misureremo sempre di più, e più accuratamente, dati climatici e geologici ma anche biologici e vitali, alimentari e idrici e poi aerei e marittimi: tutti dati che potranno essere aggregati e lavorati per proporre le strategie del futuro in termini di salute.

Ma di quale salute? Solo di quella di *Homo sapiens*? A me sembra un approccio riduttivo, ora che finalmente abbiamo gli strumenti per capire almeno quello che non dobbiamo fare, ovvero far avanzare la salute soltanto in una delle sue componenti per volta, addirittura danneggiando le altre. L'aria, l'acqua e la terra sono vasi comunicanti che alimentano e connettono tutte le forme di vita. E così, chiunque faccia uso di farmaci o di ormoni (essere umano, animale o vegetale) inevitabilmente contamina i mondi paralleli che lo circondano.

E come possiamo fare? Possiamo partire proprio da lì, dalle cose sbagliate che abbiamo fatto perché magari figlie premature di una visione troppo stretta. Per controllare la diffusione di Zika si sono uccise milioni di api. E al vostro: «Come si fa a sapere quanti e quali sono stati gli errori?», io rispondo che bisogna partire dall'interdisciplinarità come metodo. Soluzioni creative a problemi complessi e altamente interconnessi come quelli che riguardano la salute come blocco unico potranno soltanto svilupparsi se l'interdisciplinarità rappresenta il pilastro e non il contorno alla proposta.

Ci sono emergenze da affrontare che non possiamo più rinviare, come quella dei superbatteri che non sono dei supereroi ma dei superkiller, cecchini spietati che spezzano vite e fanno lievitare i conti della sanità. Ecco, i batteri superkiller si generano attraverso l'uso e l'abuso di antibiotici nelle persone ma anche negli animali da compagnia e da reddito, inclusi i pesci. E adesso, negli Usa, anche per trattare gli alberi da frutto. Gli antibiotici contaminano vita, morte, acqua e terra e si è innescato un meccanismo di selezione di batteri superassassini che dobbiamo affrontare nella sua interezza e complessità, partendo, questa volta, dalla consapevolezza di cosa evitare. Dobbiamo saper dire no, questo non si fa.

Un ruolo chiave per *Homo sapiens* – la specie che può decidere del destino delle altre specie.

un nuovo libretto di istruzioni

La crisi ambientale e demografica avanza e i problemi si complicano. Il pianeta che ospita la vita non ha risorse infinite per alimentare il cerchio delle meraviglie che ci passano davanti sullo schermo di un radar che osserviamo distrattamente, senza neanche farci attenzione. Un essere molliccio e flaccido (bruco) che si trasforma in una creatura angelica (farfalla) – senza che nessuno gli abbia spiegato come fare – è il risultato di un equilibrio delicatissimo che Homo sapiens *dovrebbe saper rispettare e non distruggere.*

L’equilibrio da ritrovare

26 luglio 2019

Stavo guardando l’illustrazione di un pianeta cicciottello e sorridente. Ma credo che il pianeta sia dimagrito, non che sia obeso. Anzi, aggiungo che oltre che dimagrito e smunto mi sembra anche meno tonico, meno reattivo – meno elastico. Esausto.

Il problema è che – volenti o nolenti – noi dipendiamo dalla sua salute oltre che dalla sua stabilità. E di certo se lui si ammala per noi non va tanto bene. Ci avete mai pensato che la vita si nutre di altre forme di vita? Dal grembo materno che nutre attraverso la placenta fino agli inuit che si nutrono praticamente solo di pesce e foche. I cavalli che brucano l’erba, i bruchi che mangiano con una «potenza distruttiva necessaria» perché, già, loro fra un po’ diventeranno farfalle. Mica facile trasformarsi stando immobili e rielaborarsi in una meraviglia. Le meraviglie richiedono energia che arriva anche dal cibo ingerito. Anche le creature vegetariane o vegane (già, perché molti animali sono vegani) non è che si nutrano di sabbia o di pietre. È quindi un sistema chiuso, nel quale circolano e ricircolano le sostanze nutritive e benefiche ma anche quelle che fanno male. Un sistema di vasi comunicanti, con delle aree di accumulo e altre di rilascio, concentrazioni diverse che si muovono dall'acqua alla terra attraverso i vegetali e gli animali fino a noi, esseri superiori con le istruzioni per far funzionare le cose come si deve, ovvero in maniera sostenibile.

È chiaro che ci sono delle cose che dobbiamo rivedere. Non possiamo continuare a uccidere le api (essenziali per la vita sul pianeta) come effetto collaterale della lotta alle zanzare. Non possiamo essere gli artefici inconsapevoli (?) della selezione di batteri superkiller e super resistenti agli antibiotici. Non possiamo più scaricare veleni nella terra e nelle falde acquifere.

Ma non è solo questo. La realtà è molto complessa e sfaccettata. Ad esempio è oggetto di dibattito assolutamente polarizzato il tema dell'allevamento intensivo degli animali domestici – soprattutto di quello bovino e del suo impatto ambientale – sia come consumi di acqua e materie prime sia come fonte di metano, un gas serra. Esiste una realtà frammentata e con necessità diverse nella quale alcuni big players cercano di affermare il loro modello di produzione e di allevamento. Ma ci vuole uno slancio di impegno in più per integrare i nostri ragionamenti nel cambiamento che stiamo vivendo. Ci vuole attenzione, perché le risorse del pianeta sono sottodimensionate rispetto ai nostri consumi oggi e lo saranno sempre di più con l'esplosione demografica.

I social media hanno dato voce a chi voce non aveva e adesso pretende di essere parte del dibattito. Dobbiamo provarci, non abbiamo altra scelta. Dobbiamo tenere presente che ci sono errori che abbiamo fatto che non possiamo più continuare a fare. È necessario avere il coraggio di identificare percorsi nuovi e interdisciplinari, perché è proprio lì, nell'interfaccia fra una realtà esistente e una rivelazione inattesa, che si apre un nuovo campo di ricerca. Magari riscoprendo il pensiero degli antichi e agganciandolo ai big data moderni per sviluppare un nuovo libretto di istruzioni per il pianeta, con il senno di poi.

la necessità di un cambiamento culturale

Questo pezzo come gli altri di questa prima parte l'ho scritto prima dell'emergenza Covid-19. Togliamo un momento l'elemento Covid dallo sfondo dello scenario, e vedrete che anche prima era la stessa storia. Arriva il picco dell'influenza e gli ospedali si intasano. Perché? Perché abbiamo una popolazione fragile e anziana che malvolentieri si sottopone ogni autunno alla vaccinazione per l'influenza stagionale. I risultati di questa mancanza gravano sul bilancio della nostra salute (muoiono migliaia di persone in Europa ogni anno per infezione influenzale) ma soprattutto, a causa dell'ingorgo delle strutture, ogni anno si buttano soldi destinati alla salute che potrebbero essere investiti in prevenzione piuttosto che in terapia di una malattia che oggi abbiamo gli stru-

menti per evitare. La lotta alle malattie infettive si costruisce nel tempo, anche investendo nello sviluppo di nuovi modelli comportamentali per favorire la prevenzione.

Il vaccino dimezzato

10 gennaio 2018

Vorrei provare a fare una sintesi, accorpando concetti e notizie che sono circolati a proposito dell'epidemia di influenza che sta mandando in tilt le strutture sanitarie nazionali (e, ahimè, anche quelle europee). Inizio da cent'anni fa. Sì, perché l'epidemia di influenza più grave che si ricordi – la cosiddetta Spagnola – compie cent'anni. Un'epidemia causata da un virus che ha fatto più morti della Prima guerra mondiale e che ha beneficiato di una serie di circostanze a favore della sua diffusione e gravità.

Era un virus «nuovo», nei confronti del quale non c'era immunità nella popolazione, nonché un virus particolarmente aggressivo. Non fu possibile vaccinare per contrastarne la diffusione, non c'erano ancora gli antibiotici per intervenire sulle infezioni secondarie. Poi le dinamiche di un conflitto bellico hanno fatto il resto. Un'ecatombe. Oggi possiamo dire che la medicina ha fatto grandi progressi, anche se i progressi non sono mai perfetti. Sappiamo molto di più su come funzionano i virus influenzali, abbiamo sviluppato i vaccini e abbiamo gli antibiotici per contrastare le infezioni batteriche secondarie.

In più, grazie all'aumentata consapevolezza sui meccanismi di emersione di questi virus, esistono e funzionano network di sorveglianza internazionale per permetterci di essere più pronti a rispondere a una nuova emergenza.

Sembrerà strano – e certo non è in asse con la filosofia italiana del «ci penserà qualcun altro» – ma, proprio cento anni dopo la Spagnola, dobbiamo ancora rovesciare un paradigma. Se «tanto ci pensa qualcun altro», ovvero se tutti delegano la responsabilità della prevenzione e della cura a qualcun altro, è il servizio sanitario nazionale che ne soffre, e quindi ci rimettiamo proprio noi. Ce lo ricordano a suon di cifre Caterina Rizzo e Gianni Rezza dell'Istituto superiore di sanità su «La Stampa». Un soggetto influenzato costa allo Stato 500 euro al giorno, un ricoverato per influenza 1500. Sì, perché l'influenza fa male e a volte uccide. L'influenza costa ai datori di lavoro e alle famiglie. L'influenza costa alla produttività del Paese, senza contare i costi della cura e quelli di gestione del picco di ammalati. Alcuni ospedali rischiano la paralisi e sono costretti a rimandare interventi chirurgici anche programmati da tempo. In più, le forme complicate di influenza devono essere trattate con antibiotici che, oltre a essere costosi, dovrebbero essere usati il meno possibile per ridurre il fenomeno galoppante della resistenza batterica.

Come ha scritto Alberto Mantovani, sempre su «La Stampa», è necessario un cambiamento culturale sull'uso dei vaccini. Sono d'accordo, e vorrei aggiungere che nel contempo è necessario un passaggio addizionale: l'assunzione di responsabilità, soprattutto da parte degli astensionisti. C'è chi non si vaccina perché è contrario alle vaccinazioni, ma c'è anche chi non si vaccina senza una motivazione a sostegno. Così: «Non mi vaccino e basta». Però ognuno di noi, nel suo piccolo, può contribuire alla salute del nostro servizio sanitario nazionale attraverso un gesto di responsabilità volto – se non altro – a ridurre gli sprechi. Così come non sono più accettabili per i cittadini le auto blu, dovrebbe essere altrettanto inaccettabile ammalarsi per un'infezione prevenibile. Non parliamo poi di chi, a causa dell'influenza, muore. Fosse anche solo perché ha dovuto posticipare l'intervento di by-pass coronarico perché l'ospedale era pieno.

come un ponte su acque agitate

La mia formazione mi ha permesso di non essere stata colta o, meglio, travolta dallo «stupore pandemico»: ero più o meno consapevole di quello che sarebbe potuto accadere, o forse potrei dire che avevo una rosa di scenari in testa. Avevo forse abbastanza chiari in mente alcuni meccanismi di causa ed effetto. La gestione di un'emergenza pandemica è anche complicata perché le indicazioni dei decisori non servono proprio a nulla se non vengono condivise e applicate dai cittadini. Ecco, ho sentito la necessità di fare da ponte fra i misteri di un evento estremo come una pandemia e una moltitudine di persone che mai e poi mai si sarebbero immaginate una sciagura simile.

Ogni editoriale è scaturito dalla necessità di esercitare quella funzione di ponte fra la dimensio-

ne globale e locale, fra la dimensione di individuo e quella di comunità che è essenziale per trasmettere alcuni concetti – anche di sistema –, per rendere più comprensibile o interpretabile quello che stava accadendo.

E così mi sono tuffata nell'onda pandemica e ho cercato di connettere tutto quello che avevo studiato a una situazione reale che ogni giorno si presentava con nuove sfide. Un'onda gigantesca e piena di turbolenze.

IL DILUVIO

cominciare a orientarsi

Di punto in bianco, mi si fa chiaro. Quante volte negli ultimi vent'anni abbiamo temuto di essere arrivati al punto di non ritorno?

Sars, Mers, Zika, H5N1, H1N1 non sono solo sigle o acronimi. Non sono stringhe di codice o messaggi criptici. Sono virus con potenziale pandemico. È dall'inizio di questo secolo che ogni due o tre anni ne viene fuori uno nuovo, un nemico sconosciuto che fino a oggi, anzi fino a ieri, non era che una vaga minaccia, un nuvolone all'orizzonte che non prometteva nulla di buono ma che in fondo se ne stava fuori dal nostro spazio vitale. Tanto, nell'immaginario collettivo, il fatto che quelle minacce potenziali si trasformassero in catastrofi non era possibile, perché in realtà erano delle bufale mezze inventate da scienziati un po' svitati a cui praticamente nessuno dava retta.

E invece non è questa la storia. Questi virus hanno fatto esattamente quello che ha fatto Sars-CoV-2, ovvero il salto di specie nell'ospite Homo sapiens. *Vuoi per la mobilitazione di squadre di disinfestazione (vi ricorderete le Olimpiadi di Rio contro le zanzare che veicolavano Zika), l'abbattimento di animali infetti (come nel caso dell'aviaria), o grazie a immunità preesistenti, farmaci antivirali (Tamiflu vi ricorda qualcosa?) e vaccini prodotti in tempo record (come nel caso dell'influenza «suina»), o ancora per il dispiegamento di forze internazionali – come fu per la Sars –, questi virus non hanno innescato un'emergenza sanitaria globale.*

Ma noi sapevamo che prima o poi il vaso di Pandora avrebbe rilasciato un patogeno capace di innescare una nuova pandemia, come il nostro compagno di gioventù, l'Hiv, negli anni Ottanta, o come il morbillo nel 600 a.C.

L'ultimo di una lunga serie di virus potenzialmente pandemici era ormai salito su aerei diretti in mezzo mondo ed era pronto per iniziare la sua folle corsa verso l'endemizzazione.

Fra la fase di attacco pandemico e quella dell'endemizzazione però ce n'è di strada da fare, ce ne sono di regole da imporre e da seguire, e da qualche parte bisogna pur cominciare – tenendo presente che contro questo virus eravamo a mani nude e senza occhiali da vista.

E allora, da dove cominciare? Da dove partire per spiegare ai milioni di persone confuse e incredule che stava per iniziare una maratona che sarebbe durata tanto, troppo? Dal buonsenso e dalle briciole di conoscenza che avevamo, assemblando i tasselli del mosaico man mano che si generava l'immagine.

Vaccinarsi per l'influenza serve a combattere il coronavirus cinese?

24 gennaio 2020

Sembrerà strano anche ai più vivaci sostenitori della vaccinazione come misura di sanità pubblica. Ai no-vax di sicuro, e magari finalmente potranno dire che chi crede nei vaccini e li promuove è completamente pazzo.

Ebbene sì, essersi vaccinato contro l'influenza stagionale è una delle cose sagge da fare (e si è ancora in tempo) per limitare i danni di un eventuale contagio dal nuovo coronavirus cinese. Perché? Perché molti di voi, leggendo le notizie sulla mortalità di questo nuovo sconosciuto, si trincerano dietro al dato di fatto che spesso i decessi sono avvenuti in persone debilitate o a causa di malattie intercorrenti. Della serie: capiterà ad altri ma non a me – ovvero malattie intercorrenti non mi pare di averne viste in giro per casa.

L'influenza è proprio una delle malattie intercorrenti che possono di molto peggiorare il quadro clinico di un soggetto infetto dal nuovo coronavirus. Una superinfezione da coronavirus cinese 2019 su un paziente con una sindrome influenzale può soltanto essere più grave e quindi essere maggiore causa di casi complicati e molto gravi che risultano in decessi. E questo vale per tutto il mondo, non solo per i cinesi.

È verosimile che il virus farà il giro del pianeta: gli spostamenti di centinaia di milioni di cinesi legati al Capodanno cinese, i ritardi nella implementazione delle misure di controllo e un virus – a quello che sembra oggi – molto trasmissibile sono ingredienti esplosivi quando si tratta di epidemie.

Questa punturina è per confermarvi che la salute non è un fenomeno statico, ma dinamico, e che la salute degli individui dipende dallo stato di salute della comunità. Costruire una barriera di protezione contro i principali patogeni (che includono l'influenza, almeno per le categorie a rischio) è un traguardo necessario anche per proteggerci contro gli effetti potenzialmente nefasti dei virus che ancora non conosciamo.

La scienza funziona anche così.

bisogna essere parte della soluzione e non parte del problema

*L'insicurezza dilaga, le persone sembrano affette da schizofrenia. Alcune sono terrorizzate, altre minimizzano, scherzano. Però la paura è palpabile e la paura in questi momenti genera solo ulteriore paura e confusione. Il diluvio insiste con dei goccioloni oblunghi e pesanti, incessanti, le parole si sprecano, le notizie dalla Cina e dall'Asia sono frammentarie. L'Oms proclama il Pheic (*Public Health Emergency of International Concern*) che, ahimè, si pronuncia «fake», e alcuni leader iniziano a criticare l'approccio dell'Oms e soprattutto a minare la sua credibilità. Un inizio peggiore non si poteva immaginare. Un inizio di stupore e incredulità che disorienta e spaventa.*

E allora cosa fare, come fare a riportare le persone a uno stato di minore insicurezza? Cercare di normalizzare quello che stava accadendo, portarlo a terra, far vedere il mostro in faccia, fornirgli dei connotati, dei parametri – insomma, riuscire a fare almeno immaginare il nemico, relazionandolo a qualcosa di simile e ben conosciuto. L'influenza.

Coronavirus, il contagio era inevitabile: ora l'unica cura è rispettare le regole

21 febbraio 2020

Chiamiamo le cose con il loro nome: questa che stiamo vivendo oggi è una emergenza sanitaria che possiamo chiamare sindrome simil-influenzale da coronavirus. Influenzale, già. Perché questa infezione provoca nella stragrande maggioranza dei casi sintomi molto lievi e solo in pochi casi – con patologie intercorrenti e con situazioni particolari – provoca effetti gravi. Esattamente come ogni normale influenza.

Che cosa stiamo osservando di diverso, allora? Perché siamo tanto spaventati? Semplice: perché alcuni hanno avuto l'illusione un po' ottimistica di fermare un virus con questo elevatissimo livello di trasmissibilità. Abbiamo creduto che la Cina, con le misure draconiane che ha messo in atto, potesse tenersi tutto il contagio al suo interno.

Era illusorio, e ora lo vediamo in tutta la sua banalità. Anche perché c'è stata una grossa movimentazione di studenti prima delle misure di quarantena, a causa delle vacanze legate al Capodanno cinese. Sebbene l'epicentro fosse Wuhan e la provincia di Hubei, la trasmissione era già iniziata da settimane e la «sindrome influenzale» da coronavirus era già diffusa nel resto della Cina. Queste persone, già contagiate, ne hanno contagiate altre, che a loro volta si sono mosse ancora. Ecco perché oggi abbiamo un focolaio con alta trasmissibilità in Giappone, così come in Corea, così come in Iran. Sinceramente non si capisce per quale motivo pensassimo che l'Italia potesse essere risparmiata. Perché i virus non aspettano. E l'efficacia delle misure di quarantena è legata all'immediatezza della risposta.

Noi però siamo un Paese occidentale, con un sistema sanitario che funziona, e di questo dobbiamo essere orgogliosi e consapevoli. Però dobbiamo fare anche altro: dobbiamo fare il più grosso sforzo di responsabilità collettiva della nostra storia. Il problema vero di questa malattia è infatti che si infettino tantissime persone contemporaneamente. Cosa che bloccherebbe i servizi, intaserebbe gli ospedali e darebbe un grosso colpo alla produttività del Paese.

Nei prossimi giorni, presumibilmente, saranno suggerite una serie di linee guida proposte dalle organizzazioni internazionali che saranno recepite dallo Stato, dalle Regioni, dai Comuni. Noi dobbiamo semplicemente – si fa per dire – fare lo sforzo di rispettare quelle regole. In questo momento non c'è tempo per l'improvvisazione. Non c'è tempo di dire: «Io non credo a quel che mi dicono le istituzioni». Non c'è tempo per fake news, teorie del complotto, negazionismo. È un'emergenza sanitaria, questa, che non riguarda noi come singoli, ma che ci riguarda come comunità e come sistema Paese. Noi dobbiamo essere parte della soluzione e non parte del problema.

il legame fra salute ed economia è indissolubile

Il virus fa esattamente quello che ci si aspetta da lui. Si fa portare in giro. Da persona infetta a persona vergine che diventa infetta si alimenta la catena del contagio, si amplifica così. È soltanto questione di tempo e il virus si diffonderà fino ai quattro angoli del pianeta, andandosi a spalmare su una popolazione di Homo sapiens recettivi che vanno dai pigmei ai vatussi, dagli anglosassoni ai mediterranei, dagli eschimesi agli indios, passando per le grandi metropoli che sono il cuore delle aree produttive. Ogni Paese è legato agli altri non solo da mille accordi commerciali, transnazionali o politici, ma dalle persone che si muovono. Ed è proprio la dimensione globale del problema che condizionerà il nostro futuro – per questo deve essere compresa.

Le megalopoli collegate

29 febbraio 2020

Le notizie più importanti sono due. E sui media italiani non hanno trovato lo spazio che avrebbero meritato. Nei giorni scorsi, infatti, si sono verificati due casi di coronavirus all'esterno delle zone che finora ritenevamo essere infette. Uno nella Silicon Valley, in California. L'altro a Lagos, in Nigeria, nel cuore dell'Africa.

È molto peculiare il fatto che questi casi siano emersi così vicini l'uno con l'altro. Perché per quanto siano lontani, un mondo in cui un nerd paga centomila dollari all'anno per un monolocale in affitto e quello degli slum di Lagos in cui si vive con un dollaro al giorno – il coronavirus non guarda in faccia nessuno, potremmo dire – mostrano la vera natura della grande epidemia di questi mesi: quello di essere per fortuna molto meno grave della sua cugina Sars. E del suo essere invece quasi devastante negli effetti economici, sociali e politici che è in grado di generare.

Della scarsa letalità abbiamo già parlato. A sua conferma, ieri è uscito l'editoriale di uno dei direttori dell'agenzia Nih, del Dipartimento della salute e dei servizi umani degli Stati Uniti d'America, secondo i cui studi la sindrome similinfluenzale da coronavirus avrebbe un tasso di moralità molto più basso dell'1% e si attesterebbe attorno ai valori dei virus influenzali.

Del suo potenziale distruttivo degli assetti economici, politici e sociali stiamo vedendo un assaggio oggi in Italia. Ristoranti vuoti, presenze turistiche a picco, partite di calcio a porte chiuse, eventi rimandati o cancellati, produzioni ferme, assalto ai supermercati, esercito per strada. Nulla, in confronto a quel che potrebbe accadere se il virus dispiegasse lo stesso potere di diffusione in territori molto più densi e popolosi del nostro, come quello della Silicon Valley o quello nigeriano. E il crollo dell'indice Dow Jones del 27 febbraio, uno dei tonfi più clamorosi dai tempi del crac di Lehman Brothers, ce lo ricorda immediatamente.

Cosa può accadere se il virus si diffonde nei data center o nei campus di Google, Apple o Facebook?

E cosa può accadere se uno dei cuori pulsanti dell'Africa, una città che cresce al ritmo di migliaia di abitanti al giorno, diventa il focolaio africano del virus? Non lo sappiamo. Quel che possiamo supporre è che sarà una trasmissione rapida ed efficace. E che queste due realtà, più dell'Italia e dell'Europa, diventeranno il nuovo osservatorio per capire come si muove il virus in contesti metropolitani ad altissima densità.

Gli effetti, tuttavia, dipendono anche da noi. L'Italia è il primo Paese occidentale che ha sperimentato su larga scala il contagio da coronavirus. Proprio per questo è importante essere d'esempio. Se noi italiani saremo trasparenti e rigorosi nell'affrontare il virus potremo essere d'esempio alla California e alla Nigeria su come gestire al meglio i focolai che verranno diagnosticati. Altrimenti, toccherà di nuovo ricominciare da capo. E ogni volta si bruciano miliardi.

LA TEMPESTA

non è il momento di fare di testa propria

Come tutte le prime ondate pandemiche che si rispettino, il contagio – passando da persona a persona – si carica di energia, monta, cresce e quando si abbatte sulla popolazione lo fa con uno schianto portentoso, uno scroscio che arriva dappertutto e non si ferma. Il diluvio incessante si trasforma in tempesta, c'è vento forte alimentato dallo smarrimento e dalla paura, ci sono foglie secche e cartacce che volano portate nelle spire dei mulinelli di vento e poi, un attimo dopo, le trovi inerti e piombate al suolo come se non avessero mai preso il volo. La tempesta si sta caricando e nessuno si aspetta che bisognerà fare proprio quello che si faceva centinaia di anni fa durante la peste e il vaiolo. Stare fermi, perché ogni persona che lo incontra si carica l'infezione addosso e la porta altrove.

Non abbiamo nulla in questo momento se non il buonsenso e gli insegnamenti, in certi casi ormai poco attuali e attuabili, che abbiamo ricavato dalle epidemie del passato. C'è una cosa, però, che è la più pericolosa in assoluto.

Fare di testa propria.

Perché è giusto chiudere tutto (anche se non ci piace)

4 marzo 2020

Qualcuno mi scrive se dobbiamo preoccuparci per il coronavirus. Qualcun altro mi chiede se ci stiamo preoccupando troppo. Rispondo a entrambi, per rispondere a tutti: no, non dobbiamo preoccuparci, perché preoccuparci è solo fonte di agitazione, e di sicuro non cambia il corso delle cose. Non in positivo, sicuramente. E non dobbiamo nemmeno sottovalutare quel che sta capitando, pensando che la cosa giusta sia continuare la vita di tutti i giorni come se niente fosse.

Anziché preoccuparsi serve agire, semmai. Agire per mitigare il contagio, in particolare. Mi riferisco soprattutto alle misure adottate ieri sera dal governo: allo stop agli eventi sportivi, alle chiusure delle scuole, alle bevande servite solo al tavolo e non al banco. Ai musei e ai teatri, ai cinema e alle sale concerto costretti a cancellare degli eventi. Ai baci e agli abbracci. Una cancellazione necessaria, se si pensa a quante persone si debbano muovere da un luogo all'altro, e a quante persone fisicamente debbano stare assembrate in un luogo solo. Se aggiungete che questi luoghi sono spesso frequentati da persone anziane, capirete quanto il gioco non valga la candela.

Cerchiamo di cogliere il senso di certe misure, prima di criticarle: l'obiettivo è mitigare il contagio. O, se preferite, non indurre comportamenti che potrebbero peggiorare la situazione. Perché è necessario? Semplice: perché noi dobbiamo proteggere le nostre categorie più fragili. E le nostre categorie più fragili sono i nostri nonni d'argento e le persone che hanno qualche altro problema di salute.

Noi dobbiamo mettere in atto strategie che consentano di infettare il minor numero di queste persone: ecco il nostro obiettivo. E per questo si devono applicare tutte queste norme che sembrano antipatiche e a volte incomprensibili o stravaganti. Però in realtà sono importanti: quando si è al bar, nessuno pensa di avere due persone a dieci centimetri di distanza che potrebbero contagiarlo.

Questa è una catena di azioni, una catena di solidarietà: ed è una catena che dev'essere forte, perché la catena deve tenere. E la forza della catena è, ahimè, legata all'anello più debole. Basta una sottovalutazione per far capitare il peggio: che tante persone a rischio vengano contagiate e abbiano bisogno di posti in terapia intensiva. Che non sono infinti: al contrario, sono molto pochi. E la cui assenza rischia di costare cara anche a chi ha bisogno di ricoveri per altri motivi, o per altre patologie.

È vero che certe cose ci danno sui nervi. È vero che l'economia è importante, e sappiamo che le pandemie costano. Ma credo che noi tutti vorremmo evitare che i nostri nonni d'argento non trovino posto in ospedale perché i letti sono pieni. Quando ci chiedono di restare a casa, o di mantenere le distanze, o di non andare a teatro, pensiamo a loro.

siamo solo all'inizio

Le persone sono esauste e siamo solo all'inizio. Con le mani nude tiriamo le pietre a una nuvola di esseri invisibili talmente piccoli da non poterli colpire, non ci si capacita di questa sciagura improvvisa che rivolterà le nostre vite come dei calzini.

Bisognerà iniziare a dirlo, che ci aspettano tempi durissimi e che la questione sarà lunga. Lunghissima. Però bisogna anche spogliare questo evento dalla percezione generale che si tratti di un evento innaturale. Le pandemie si sono susseguite nei secoli e il salto di specie altro non è che un fenomeno naturale alla base di una lunga serie di eventi pandemici, ognuno con caratteristiche di unicità perché ogni virus è unico, ma soprattutto perché il contesto si evolve e perché ogni epoca è diversa. Insomma, Covid-19 è soltanto l'ultimo di una lunga serie. E non sarà l'ultimo

Un fenomeno epocale che ci sorprenderà

7 marzo 2020

L'emergenza da Covid-19 affonda le radici in fenomeni biologici e protende i rami verso il suo impatto sanitario, sociale ed economico. È un evento che ci scuoterà. In un pianeta globalizzato, interconnesso e interdipendente, è chiaro che i fenomeni epidemici possono sfuggire di mano. Abbiamo già avuto delle avvisaglie, dalla Sars a Ebola fino alla pandemia influenzale H1N1 «suina» del 2009, quest'ultima forse la più vicina a quello che stiamo osservando oggi. Il precedente più interessante ed emblematico riguarda il virus del morbillo, che deriva dal virus della peste bovina, il quale si è avvicinato all'uomo quando *Homo sapiens* ha addomesticato il bovino. Ecco, io mi immagino qualche migliaio di anni fa, a un certo punto compare come dal nulla una malattia che inizia a colpire l'uomo con rialzo della temperatura e manifestazioni cutanee. Questo virus che fu il virus della peste bovina, divenuto poi morbillo, si è spostato a piedi, passo dopo passo, con gli uomini infetti di allora, e circola nella popolazione umana da millenni. Covid-19 è stato generato dal punto di vista biologico da un fenomeno rarissimo, sostanzialmente non diverso da quello che vi ho raccontato. Il nostro coronavirus però è divenuto pandemico nel giro di qualche mese. Covid-19 è figlio del traffico aereo ma non solo: le megalopoli che invadono territori e devastano ecosistemi creando situazioni di grande disequilibrio nel rapporto uomo-animale. La differenza con i virus del passato, conosciuti o sconosciuti (quelli che circolavano nell'era pre-microbiologica), è la velocità della diffusione e del contagio. Bisogna però essere anche consapevoli che questo fenomeno biologico eccezionale – immaginiamo uno sciame virale che attraversa la popolazione della Terra – potrà essere caratterizzato da alcune sorprese che bisognerà gestire e che non siamo in grado di prevedere. La cosa che ci conforta è che praticamente tutte le specie animali suscettibili a coronavirus respiratori sono colpite da forme lievi, spesso delle vie aeree superiori. Lo studio comparato mi suggerisce anche che alcuni ceppi virali potrebbero in futuro causare forme enteriche nei neonati e nei giovani. Vedremo. Non mi sorprenderebbe di certo se il virus fra qualche tempo si mostrasse in grado di infettare animali domestici o selvatici, casi che andranno gestiti. Stiamo assistendo a un fenomeno epocale, la fuoriuscita di un virus pandemico dal suo habitat silvestre e la sua diffusione globale che diventa un'onda inarrestabile, invade le nostre vite, le nostre case e i nostri affetti. È questo il «cigno nero» che scuoterà violentemente il sistema? Lo vedremo. Quello che è certo è che questo virus ci terrà compagnia ancora a lungo.

l'essenzialità assoluta della trasparenza

Sembra di essere tornati indietro a quasi quindici anni fa, quando l'Indonesia si rifiutò di rendere pubbliche le sequenze dei virus dell'aviaria che circolavano nel Paese. I problemi agganciati a un'emergenza pandemica sono sfaccettati e irti di complicazioni. È chiaro che per capire cosa sta succedendo a livello globale è indispensabile che si confrontino i dati e i risultati per fare sintesi e prendere le decisioni più indovinate – e non uso questa parola a caso.

Il colpo d'ascia che si è abbattuto sull'Italia scuote gli ospedali ma opacizza la nostra immagine. Così come fu per altre emergenze sanitarie, associare a esse un Paese – di solito il primo Paese colpito in modo estensivo – stigmatizza e genera dei danni indiretti soprattutto di natura economi-

ca. Nessuno vuole avere a che fare con gli appestati. Bisogna però comprendere che quello che sta per succedere in Italia non è un problema italiano, è un problema globale.

L'Italia colpita così duramente, proprio per dimostrare che è solo stata temporalmente colpita in anticipo rispetto agli altri Paesi, potrebbe mettere immediatamente a disposizione della comunità scientifica internazionale i dati di sequenziamento virale, che non potranno che dimostrare che i virus italiani sono figli dei virus cinesi e pressoché identici a quelli europei. Per il virus, siamo tutti fratelli.

Più forti con la scienza open source e la collaborazione internazionale

9 marzo 2020

Come la globalizzazione rende vicini posti anche lontani e quindi, di conseguenza, può portare patogeni che si trovano nella foresta tropicale al giardino di casa propria, così la tecnologia ci permette di avvicinare ciò che è geograficamente lontano e studiarlo. Oggi possiamo studiare sequenze che si trovano in Mongolia oppure in Australia, e con una rapidità che anni fa era impensabile. L'iniziativa sulla condivisione delle sequenze lanciata nel 2006 ha creato un incidente diplomatico che però ha gettato le basi per la costruzione di una nuova infrastruttura che supera i confini geografici e mentali. Oggi dobbiamo migliorare e potenziare quell'infrastruttura, ovvero fare un passo in più. Immagino un network, una rete di collaborazione pre-organizzata che coinvolga gruppi di eccellenza che lavorano sugli stessi aspetti per trovare sintesi e non concorrenza. Se in tempi di pace si arrivasse a costruire una vera task force scientifica contro le pandemie avremmo risposte chiare, internazionali, e più veloci. Si potrebbe anche cercare di ridurre i danni economici, perché avremmo dati più solidi e modelli più accurati, che potrebbero ridurre l'incertezza. Intravedo la necessità di uno sforzo sovranazionale che sia in grado di capitalizzare sulle punte di eccellenza internazionali, cercare sinergie virtuose e finanziare questo genere di ricerca a flusso continuo, non solo durante le emergenze.

Con la trasparenza dei dati e la collaborazione internazionale siamo più forti. Basti pensare a quanto stiamo perdendo, anche economicamente, per la questione dello stigma dell'Italia, considerata l'untrice d'Europa. E non è così: l'Italia fa parte dell'Europa e della dinamica di diffusione europea. I dati genetici ce lo mostreranno, l'Italia non è un'isola a parte. Ma non è la politica che deve rispondere adesso, è la scienza. La politica deve trovare una soluzione per ribaltare la percezione del nostro Paese da essere «unico untore» a «uno dei paesi che compongono il focolaio europeo». Come può farlo? Chiedendo alla scienza italiana di sequenziare e pubblicare il prima possibile tutti i ceppi del virus italiani. Sarebbe bellissimo vedere una responsabilità scientifica collettiva che dà al Paese le risposte che servono in questo momento per ridurre l'onda d'urto. Io credo che ci sia bisogno di una piccola task force multicentrica che generi dati genetici su tutti i ceppi italiani in tempo reale. Che il virus in Italia sia arrivato dalla Cina o da altri Paesi europei vuol dire che nessun Paese deve portare da solo lo stigma dell'untore, ma che siamo tutti negli ingranaggi della stessa pandemia. Non servono muri, geografici, mentali o scientifici, ma la consapevolezza che solo condividendo il più possibile potremo prenderci il vantaggio che ci serve. Perché i virus non aspettano.

un'insidia nascosta benché conosciuta

I tanti morti in Italia a dire la verità sono così tanti che fanno paura. Al netto delle complessità del caso e dei diversi metodi di valutazione dei decessi «per» Covid o «con» Covid, l'Italia ha dei numeri pesanti. Purtroppo ha anche numeri pesanti in un altro ambito della sanità pubblica: le infezioni da batteri multiresistenti, batteri superkiller che sono impermeabili a qualunque antibiotico in commercio. Se ne parla ogni tanto perché fa notizia un focolaio ospedaliero, che riguarda magari dei neonati. Poi però scompare, si dissolve nell'aria e se ne riparla al prossimo caso «inconsueto», perché il termine «infezione ospedaliera» che si porta via moltissime vite, a prescindere dal Covid, sembra banale, scontato, non degno di attenzione – quando se ci si pensa bene l'ultimo posto dove un pa-

ziente immaginerebbe di contrarre una infezione mortale è in ospedale.

È questa la pandemia silenziosa che avanza lentamente e senza fare scalpore, ma è lì sullo sfondo pronta a cogliere la prima occasione possibile. La superinfezione da parte di batteri multiresistenti di pazienti colpiti dal Covid potrebbe essere l'occasione perfetta per trovare una sinergia pericolosissima che potrebbe spingere la mortalità più in alto.

Troppi antibiotici? Perché in Italia si muore di più

12 marzo 2020

Una delle cose più difficili da accettare, che ci sorprende come cittadini e che ci richiama a un enorme sforzo di responsabilità, è che in Italia ci sono molti decessi associati al coronavirus. Anzi, diciamola meglio: molti più decessi sul totale dei contagiati rispetto a Paesi sviluppati come il nostro, penso a Germania, Francia, Giappone, Corea del Sud, ma anche rispetto a Paesi come l'Iran, con un sistema sanitario piegato da anni di embargo.

Lo dico con molto rispetto, ma senza alcuna remora: questi decessi sono un'anomalia che dobbiamo approfondire e studiare con cura e velocità. Oggi è tempo di persone che hanno studiato le malattie e che sanno come si comportano gli agenti patogeni nel nostro organismo. In altre parole, oggi forse non è più tempo di virologi, come la sottoscritta, ma di patologi e di analisi anatomo-patologica e isto-patologica che chiariscano a noi tutti cos'è successo nei corpi di chi è morto con addosso un'infezione da coronavirus. L'Italia, nella difficoltà di essere il primo Paese occidentale ad affrontare un'emergenza del genere, è anche il Paese che ha raccolto il maggior numero di informazioni sulle morti da coronavirus. Ed è materiale che dobbiamo senza indugio mettere a disposizione di noi stessi e del resto del mondo.

Lo dico perché in Italia c'è un altro problema che continua a non avere l'attenzione che merita e di cui nessuno, a maggior ragione, ha parlato in questi giorni: l'Italia è in Europa, insieme a Cipro, il Paese che ha più ceppi batterici antibiotico-resistenti. Cos'è esattamente l'antibiotico-resistenza? In poche parole, è la manifestazione della legge del più forte. O, se preferite, un meccanismo naturale attraverso il quale i microrganismi si evolvono. I batteri si modificano in presenza di una sostanza che è per loro «veleno». Non solo diventano resistenti, quindi, ma sono anche in grado di trasmettere la resistenza alle future popolazioni batteriche. In dieci anni la proporzione di superbatteri resistenti è almeno decuplicata.

È un fenomeno, quello dell'antibiotico-resistenza, che ha molte cause: le più riconosciute sono l'abuso di antibiotici in medicina umana e veterinaria, per l'appunto, e la scarsa igiene, in particolare delle mani. L'effetto è che ormai questi superbatteri ce li possiamo prendere ovunque, dall'autobus alla scuola dei figli. Questo cosa significa per il singolo cittadino? Significa, banalmente, che in Italia un paziente ha più probabilità di incorrere in complicazioni dopo interventi ospedalieri, come ad esempio in seguito a trapianti, ricoveri in terapia intensiva o interventi chirurgici complessi. È un problema talmente grave, questo, che in molti altri Paesi europei, al momento del ricovero i pazienti che hanno avuto contatti con ospedali italiani nei sei mesi precedenti vengono sottoposti a screening e immediatamente isolati.

Domanda: e se l'anomala mortalità italiana da coronavirus si annidasse anche tra i superbatteri presenti nei corpi deboli e vulnerabili dei contagiati? E ancora, se gli ospedali italiani non fossero solo il luogo delle cure, ma anche quello di ulteriori infezioni batteriche antibiotico-resistenti? Se, in altre parole, il problema non fosse dove lo stiamo cercando – in un ceppo virale più aggressivo, ad esempio – ma nella presenza di superbatteri negli ospedali che aggravano il quadro già complesso di un malato da coronavirus?

Ecco perché abbiamo bisogno dei patologi e delle loro risposte. L'auspicio, di converso, è che forse le tante sanificazioni fatte e le norme igieniche molto più stringenti che stiamo adottando in queste settimane potrebbero aiutarci a combattere sia il coronavirus sia l'antibiotico-resistenza. E questa, al di là di tutto, sarebbe due volte un'ottima notizia.

senza regole si va allo sbando

Ma come è possibile che la nostra casa Europa che ci detta linee guida su tutto, dalle dimensioni accettabili di una banana a come agire in caso di un focolaio di Xylella o di influenza aviaria, in questo caso non si faccia sentire? Abbiamo passato anni ad armonizzare la diagnosi di tutto, gli standard accettabili sui pesticidi e sui residui negli alimenti e adesso, in piena emergenza pandemica, ogni Paese conta i morti con le proprie regole, e quindi ci troviamo a dover dare un senso a numeri che non sono neanche raffrontabili tra di loro. Come se le pandemie non fossero eventi catastrofici di natura, ci manca pure che chi cerca di studiare e misurare il fenomeno si trovi a doverlo fare con informazioni che non possono essere utilizzate per una analisi del quadro generale. O perché generate in emergenza e quindi ad alto rischio imprecisione, oppure perché si misura di tutto e di più senza un criterio unificato. C'è persino chi misura i dati sui decessi non suddivisi per sesso e genere, come se fosse logico pensare che un'infezione di questo tipo potesse comportarsi in maniera identica negli uomini e nelle donne. È in casi come questi che si comprende quanto siano importanti la collaborazione e soprattutto il coordinamento a livello europeo.

Mamma Europa, sbrigati. Dacci regole comuni

16 marzo 2020

Chi lavora in laboratorio lo sa: lavorare in emergenza è complicato. A dire la verità fare qualsiasi cosa in emergenza è complicato. È pericoloso guidare la macchina in emergenza perché si aumenta il rischio di incidenti, è sconsigliabile pure preparare la cena in emergenza – si sbaglia e alcune cose si bruciano o restano crude.

Ma torniamo ai laboratori, a tutti i laboratori biomedici del mondo che oggi devono confrontare l'emergenza Covid-19 con test nuovi, magari poco robusti e ripetibili. In più lavorare in laboratorio ai tempi dell'emergenza vuol dire che non hai spazio per le migliaia di campioni che inondano i congelatori e una collocazione devi trovargliela, che qualsiasi routine di lavoro viene stravolta, che si fanno i doppi turni e serve più personale in accettazione, e non c'è mai. Ma questo ci sta. Sono eventi imprevisti per i quali possiamo soltanto accelerare i tempi. Ma se il virus non lo conosci di certo non puoi sviluppare i test in anticipo.

Però una cosa in anticipo si poteva fare, e a questo avrebbe dovuto pensarci l'Europa: far arrivare a tutti gli Stati membri delle linee guida armonizzate per la registrazione dei casi. I dati certi che abbiamo mostrano che i decessi sono avvenuti in soggetti che avevano in media tre o più malattie. Quindi soggetti fragili. Se una persona è cardiopatica o diabetica è chiaro che è meglio che un'altra malattia non la prenda, coronavirus, klebsiella o influenza che sia. E il nocciolo del problema è proprio questo: ogni Paese europeo misura i «casi» secondo criteri diversi. È chiaro che alcuni dei pazienti fragili possono avere contratto l'infezione prima del ricovero (o anche in ospedale) e il decesso è poi avvenuto per altri motivi. Sembra quasi un virus scippatore: può andarti molto male – ma in genere ti ruba solo un po' di tempo, qualche settimana. Non sembra proprio, a oggi, un virus con il kalashnikov.

Credo che la prima, primissima domanda che dobbiamo porre all'Europa sia di sviluppare urgentemente delle linee guida che armonizzino la metodologia di categorizzazione del «caso Covid» ad almeno due livelli. Primo chiarimento: a ogni persona deceduta per altri motivi (incidente stradale, polmonite, neoplasia in fase terminale) facciamo il test per il coronavirus? Se non fosse così, abbiamo assolutamente bisogno di uniformarci fra Stati membri.

Chiarito questo, allora, le persone che risultano positive sono da considerarsi decessi da coronavirus o sarebbe più opportuno considerare come casi mortali di Covid soltanto i decessi ascrivibili a una infezione respiratoria virale acuta grave (il virus si chiama per l'appunto Sars-2, da *Severe acute respiratory syndrome*)?

Cara mamma Europa, ora siamo tutti nei guai. Sono decenni che lavori per non fare figli e figliastri quando si tratta di malattie. Almeno ci provi. Avevi previsto linee guida per tutte le malattie che conosci, degli animali, delle piante e degli esseri umani e ci abbiamo lavorato insieme per scrivere le Direttive comunitarie. Ci abbiamo lavorato venti anni ad armonizzare i protocolli diagnostici e di intervento in sanità pubblica come sull'influenza aviaria o sulle aflatossine nelle materie prime, nei mangimi e negli alimenti. Però non avevi pensato all'emergenza di un virus pandemico completamente diverso da quello a cui eravamo abituati. Cara mamma Europa, le mamme sanno che quando le cose si fanno di corsa si sbaglia qualcosa.

Ora però, ti prego, sbrigati, armonizza i protocolli. Abbiamo bisogno di direttive. Comunitarie.

una luce fioca nel buio

Siamo nel buio, in un buio che sembra avere una luce in fondo ma la luce è mossa e fioca. È troppo presto per dire qualsiasi cosa. Arrivano fiumi di parole in piena, si sente che c'è desiderio di risolvere, urgentemente, prima dell'estate. C'è la speranza proiettata sul futuro, ma un futuro troppo immediato per essere verosimile. Insomma, c'è credenza illusoria su un vaccino o una cura che arrivi in fretta, quando si sa che ci vorranno mesi e anni.

Siamo ancora qui, a mani nude a tirare le pietre contro qualcosa che è sempre più invisibile e sfuggente. Possiamo soltanto mettere in campo le pochissime armi che abbiamo, coordinarle con il buonsenso, seguendo quella lucina fioca verso l'uscita da questa emergenza.

Pandemia: oltre lo stupore

12 aprile 2020

Che cosa ci aspetta? Ma l'estate aiuterà a ridurre il contagio? E in autunno ci sarà una seconda ondata? Quante volte lo sento chiedere, percepisco lo smarrimento e vorrei avere più certezze per voi. Ma io sapevo che una pandemia sarebbe prima o poi arrivata e che una pandemia ci avrebbe trattato come degli animali. Un morbo che falcia soprattutto i più deboli e ci sorprende ogni giorno quando ci ricorda che la nostra esistenza è ancorata alla terra e alle sue leggi naturali. Ci lascia sgomenti.

Noi questo virus lo conosciamo da poco. Sono tante, tantissime le cose che non sappiamo e su cui molti si interrogano, e purtroppo la scienza ha tempi lunghi, lunghissimi per arrivare alle sue certezze relative. Un mare di incertezza ci avvolge e ci disorienta. Non sappiamo neanche quanto l'infezione abbia circolato e si sia diffusa in Italia, perché i campionamenti non sono rappresentativi e le procedure non armonizzate. Quindi ogni stima è soltanto una stima e come tale intrinsecamente sbagliata – bisogna solo capire di quanto.

Ma c'è qualcosa che sappiamo. Sappiamo che il distanziamento fisico e le misure di igiene personale e pubblica aiutano ad appiattire la curva, quindi a ridurre la velocità del contagio. Ma una curva più piatta non significa blocco della diffusione virale, significa riduzione della circolazione virale. Quindi è chiaro che il virus continuerà a circolare in maniera «visibile» – ovvero provocando i casi clinici – fino a quando non si stabilirà l'immunità di gregge, naturale o da vaccinazione. Sappiamo che le persone anziane e con altre comorbidità sono più a rischio di sviluppare una forma grave e morire. Sappiamo anche che nella stragrande maggioranza dei bambini il passaggio virale è asintomatico e che si ammalano solo i bimbi con altre comorbidità. Non sappiamo ancora se le donne hanno realmente un rischio inferiore rispetto ai coetanei maschi di sviluppare una forma grave della malattia. Da alcuni dati sembrerebbe eclatante, da altri meno, ma io mi azzardo a dire che le donne hanno probabilmente un rischio uguale o inferiore di morire o di sviluppare una malattia grave rispetto agli uomini. Quindi il ripopolamento basato almeno sulla parità di genere avrebbe senso. Sappiamo che ci sono diversi farmaci e protocolli terapeutici innovativi che ci permettono di affinare la cura, ma non credo proprio che si arriverà in tempi brevi a una commercializzazione nelle farmacie. Piuttosto verranno usati per i pazienti ricoverati.

E poi la panacea, il vaccino che di certo non sarà disponibile almeno fino alla fine dell'anno. Non sappiamo né quanto ce ne sarà né se poi gli italiani lo utilizzeranno, visti i precedenti. Incertezza sull'incertezza.

Insomma, cosa ci aspetta? Ci aspetta una riflessione personale, di famiglia e di team di lavoro o di gruppo di svago. Ormai qui non è questione di goccioline o mascherine. È questione di adattare quello che sappiamo sulla prevenzione di Covid-19 alla nostra vita quotidiana per evitare di finire in ospedale noi stessi e fare in modo che non ci finiscano i nostri cari. Perché l'obiettivo prioritario del Paese deve essere quello di far tornare gli ospedali a regimi gestibili, e di recuperare l'arretrato. Non possiamo permetterci un'altra catastrofe con le bare nelle palestre e i morti che non si riescono più a contare. Per forza di cose dovremo ripensare ai nostri regimi organizzativi e di intrattenimento. Arriveranno grandi cambiamenti sul fronte lavoro che dobbiamo essere pronti ad accogliere con una mentalità nuova, diversa.

Il vuoto delle strade e delle piazze che ci separa dalle nostre abitudini del passato fiorirà di nuove sfide e opportunità che dovremo cogliere nella assoluta certezza che saremo noi che dovremo adattarci al coronavirus e non il contrario.

l'importanza della consapevolezza

L'aspettativa che si percepisce nell'aria è quella del «liberi tutti». I mesi di chiusura e di buio, lo stravolgimento dei ritmi familiari con la sovrapposizione dei ruoli che si urtano all'interno di spazi piccoli e con connessione internet sempre insufficiente. Qual è la prima reazione a uno stato di tensione? Andare a farsi un giro, ed è stata negata anche questa libertà liberatoria. Siamo ancora nello stupore, non sappiamo come muoverci, letteralmente, perché il disorientamento confonde. Adesso si vede un'alba, ma purtroppo si sa, bisogna continuare a stare attenti: il virus circola meno quando si è all'aperto e con la buona stagione c'è da ben sperare, ma il problema saranno i comportamenti nel medio e nel lungo termine. Se si percepisce che tutto è finito ci saranno degli episodi di circolazione virale molto attiva e di nuovo le persone si ammaleranno e gli ospedali si riempiranno a partire dall'autunno.

Una nuova mappa mentale

3 maggio 2020

Ci siamo quasi, la riapertura è alle porte. Immagino che ci si senta travolti da un'energia potente: quella della libertà. Il coronavirus ci ha tolto la libertà senza dircelo. Non eravamo stati avvertiti che di punto in bianco le nostre abitudini ordinarie sarebbero diventate meravigliose e straordinarie. Buffo che il normale diventi straordinario.

Succede anche in molti altri casi, ma di certo succede quando parliamo di salute. La salute è un bene che si apprezza quando non c'è.

Vuol dire che quando stai male davvero, capita che non riesci a fare una cosa che tutto sommato noi diamo sempre per scontata. Respirare, ad esempio. È brutto avere l'affanno e solo in quel momento ti rendi conto che di solito – ovvero quando non ci pensi – stai dando per scontata una delle cose più necessarie e vitali. Respirare. Quindi quando fai la vita di tutti i giorni e stai bene (o abbastanza bene) non sei consapevole che proprio quello star bene è il risultato di infiniti processi che funzionano (abbastanza) in armonia. Ma adesso siamo spaventati, non sappiamo bene cosa fare, come giudicare i provvedimenti restrittivi rispetto ad atteggiamenti meno restrittivi. In fondo in fondo, stringi stringi, prima che il pensiero si trasformi in azione si passa per la strettoia: ma *io* questo lo faccio o non lo faccio?

Per cercare di garantire che quei milioni di processi di cui sopra rimangano armonici e ci permettano di stare bene al punto tale da fare tutto quello che facevamo prima, bisogna che ognuno di noi si faccia un bell'esame di coscienza e valuti come può comportarsi per ridurre il contagio, tanto per proteggere se stesso quanto agli altri, contribuendo ancora ad appiattire la curva.

Di cosa c'è bisogno? Di consapevolezza. Di consapevolezza su come ognuno può contribuire a rallentare il contagio e a proteggere le porzioni della popolazione più a rischio di sviluppare la forma grave di malattia. E di una nuova mappa mentale per orientarsi nella propria vita, nei propri percorsi di ogni giorno. Ognuno di noi deve immaginare quali sono i comportamenti da evitare, a partire dal rimanere a casa se non ci si sente tanto bene (e qui mi riferisco soprattutto ai tanti pendolari giornalieri e settimanali) al non promuovere, o scoraggiare in maniera efficace, raggruppamenti di persone che possono passarsi l'infezione. Insomma, muoversi un po' di meno, muoversi in maniera intelligente. Essendo consapevoli che Covid-19 può essere completamente asintomatico anche in noi stessi e che quindi possiamo essere anello di congiunzione fra mondi paralleli come le case di riposo.

La vera sfida sarà essere capaci di riorganizzare la nostra vita intorno alle nuove priorità che il Covid ci ha rivelato. Io credo che la priorità sia tenere le persone fuori dalle terapie intensive, e sappiamo benissimo chi ha più probabilità di cadere, perché i fattori di rischio sono noti: incremento della letalità con l'età e in concomitanza di altre patologie o disfunzioni. Di certo dovremo continuare a lavarci le mani e a stringercele un po' di meno. Si può proteggere la salute pubblica e salutare lo stesso in modi diversi: ad esempio con il sorriso. Perché siamo liberi.

il prezzo della distrazione

I numeri parlano chiaro: sono le persone anziane che cadono sotto l'ascia del Covid. Insomma, una persona anziana ha un rischio molto più alto di un giovane di finire in ospedale e poi magari in terapia intensiva. Ma la catena dei contagi che porta all'ospedalizzazione deve essere spezzata e questo deve essere uno scopo comune. Sia le persone che rischiano l'ospedalizzazione sia le persone che non la rischiano devono adoperarsi insieme per ridurre al minimo il contagio. D'altronde ancora il virus non ha barriere, ha solo quel po' di immunità che si è realizzata in quelli che l'hanno contratto, numeri troppo bassi per fare la differenza quando si tratta di contagio nelle prime fasi dell'attacco pandemico. L'informazione che bisogna trasmettere è che la catena del contagio si costituisce di piccole azioni compiute sia volontariamente sia involontariamente, ma direi soprattutto distrattamente. La distrazione, come il disinteresse, in questo caso ti mandano il conto a casa, sia in termini economici sia in termini di anni di buona salute andati perduti. E invece noi abbiamo il dovere di proteggere quegli anni che ci siamo guadagnati facendo un po' di sport e mantenendo un'alimentazione sana e naturale, in linea con i principi della dieta mediterranea.

L'anello più importante della catena è il più debole

8 giugno 2020

A un mese dalla riapertura, molti mi chiedono se ne siamo fuori, se ci sarà una seconda ondata, come sarà e quando arriverà. La verità è che non lo sa nessuno. Infatti nessuno sa perché ogni Paese subisce in maniera diversa le frustate di questo virus che, come tutti i virus, non è un essere pensante, non mette in atto strategie e non è né furbo né stupido. È semplicemente un virus che fa il suo mestiere: fotocopia se stesso e durante questa replicazione continua miete molte vittime.

Certo, è un nemico invisibile (ma quando mai i nemici si vedono?), ma è anche subdolo perché impalpabile e ingannevole: quello che vediamo oggi infatti è il risultato del contagio avvenuto circa due settimane fa, un concetto non sempre così immediato da tenere presente. Fortunatamente la curva multistrato mostra l'incessante progressivo calo a picco dei casi gravi e dei decessi, ed è proprio su questo che vorrei soffermarmi.

Ormai è chiaro a tutti che Covid-19 si accanisce soprattutto sulle persone dalla salute fragile, in particolare gli anziani. Non ci pensiamo spesso, ma sono gli stessi che erano già in giro durante la Seconda guerra mondiale e negli anni immediatamente successivi: si ricordano del freddo, della fame e della povertà e di certo non si lamentano delle regole dettate dall'emergenza ma diligentemente seguono quelle norme di comportamento che sappiamo potrebbero tenerli fuori dagli ospedali. Si sono sacrificati più di tutti fino a oggi e sapete quale è la nostra speranza per evitare una catastrofica seconda ondata?

Che si possa ancora una volta contare su di loro.

La parte più forte del Paese, per la sopravvivenza del suo sistema economico e produttivo, è costretta paradossalmente a doversi appoggiare sulla sua componente più debole. Perché se le persone fragili non continueranno a rispettare le indicazioni di salute pubblica e inizieranno ad ammalarsi, non solo metteranno a repentaglio la loro vita, ma costituiranno un sovraccarico che il Sistema sanitario nazionale potrebbe non essere in grado di gestire. E che deve essere assolutamente evitato, anche perché abbiamo già i nostri conti da pagare. Per non parlare del fatto che episodi significativi di malattia grave o di mortalità potrebbero indurre le autorità a imporre un altro lockdown, che paralizzerebbe di nuovo il tessuto produttivo.

Ed eccoci al punto centrale del ragionamento: ancora una volta bisogna far leva sul patto intergenerazionale, proteggere se stessi per proteggere il Ssn da un potenziale tracollo. Riflettiamo su questo virus che mette tutto sottosopra e ci fa combattere una battaglia in cui i forti sono in realtà deboli, perché è dalla salute dei più fragili che dipenderà la ripresa dei più forti. E ricordiamoci bene che la forza della catena è data dalla resistenza dell'anello più debole, non dalla forza di tutti gli altri.

il miraggio dell'estate

L'estate porta con sé più tempo all'aperto, dal punto di vista virologico una vita più ventilata con movimento d'aria che permette una dispersione dei patogeni respiratori e quindi un calo naturale dei contagi. L'influenza si vede d'inverno, il raffreddore pure, le bronchiti e bronchioliti e le polmoniti aumentano sempre durante l'inverno. Il Covid farà lo stesso, non c'è dubbio, ma lo possiamo in parte prevenire e soprattutto combattere se entriamo nell'ordine di idee che ognuno deve fare il suo pezzettino. Quello del 2020-2021 è il primo inverno intero che il Covid si fa in Italia, ha avuto tempo di amplificarsi e adattarsi e non è proprio possibile che non si faccia sentire. Anche se ci piacerebbe tanto, non possiamo permetterci di ignorare quello che abbiamo appena vissuto, altrimenti saremo condannati a viverlo di nuovo.

La seconda ondata che arriverà

3 agosto 2020

Incrociare gli sguardi oltre le mascherine ed essere spesso oggetto di uno sguardo di ritorno, uno di quelli che hanno appiccicate le domande, quelle essenziali. Quelle che ti possono cambiare la vita. Dietro quegli sguardi che hanno recuperato una meravigliosa centralità nel nostro immaginario leggo sempre la stessa domanda: e adesso cosa facciamo?

Partiamo dal presente. Che cosa sta accadendo adesso in Italia e in molti altri Paesi duramente colpiti in primavera? Il virus circola e, come ogni virus che si rispetti, si manifesta in maniera diversa a seconda dell'ospite che incontra. In molti casi gira travestito da nulla, esattamente come ha fatto per tutto il mese di dicembre, gennaio e buona parte di febbraio. C'è ma non si vede, e il coronavirus passa tra di noi senza farsi riconoscere né notare. Però gira che ti rigira, incontra ogni tanto qualche gruppetto di persone che sono potenziali vittime delle sue unghie talvolta affilate. Manciate di persone qui e lì che rischiano. Ho incrociato molte mascherine per alcuni giorni in Italia e ho visto percezioni e scenari diversi. La paura di un colpo di coda è palpabile al Nord e viene ridicolizzata altrove. Un gioco molto rischioso se parliamo di futuro.

E così arriviamo al futuro. L'ombra di una seconda ondata inquieta molti e per questo è bene intendersi. Quando si parla di seconda ondata ci riferiamo a un aumento rapido, esponenziale e continuo del numero di pazienti che farebbero ricorso alle terapie intensive, tanto da determinarne il sovraccarico e quindi il crollo. È possibile che questo accada? Sì.

È possibile evitarlo? Sì. Ed è questo che deve essere il nostro asse portante. Adesso sappiamo che ci sono tre cose facili facili da fare: tenersi il più lontano possibile dagli altri, tenersi le mani pulite e utilizzare delle barriere per separare il più possibile il proprio muso dall'esterno. Perché? Perché è proprio il nostro muso che è una componente centrale del contagio, perché può emettere o ricevere goccioline di saliva cariche di virus. Il nostro muso, un vero nebulizzatore naturale. È per questo che in qualsiasi ambiente a rischio avere una barriera fisica sul muso è sempre meglio di avere nulla. Si accettano anche mascherine di buonsenso.

Insomma, lo scopo di tutte queste scocciature tanto logiche quanto necessarie è quello di rendere sempre più difficile in contagio, perché tanto maggiore sarà il contagio e tanto maggiore sarà il rischio che un numero elevato di persone finiscano in ospedale. E se il numero di persone fosse molto elevato, si potrebbe superare la soglia di recettività delle terapie intensive, e sarebbe proprio questa la drammatica seconda ondata.

Ma guardiamo oltre, scostiamo la tenda. Checché ne dicano i negazionisti, Covid-19 si è portato via migliaia di italiani. In questo mazzo di vite che è volato via, ci sono costi che la sanità italiana ha dovuto sostenere per far fronte all'epidemia. Ogni nuovo ricovero in terapia intensiva è evitabile, ed è un risparmio che ci permetterebbe di accelerare su altri fronti. La sanità pubblica ha bisogno di ossigeno.

Permettere al coronavirus di espandersi in maniera incontrollata sarebbe un nuovo triplo spreco. Si perderebbero vite di pazienti e operatori, nel contempo bruciando anche risorse in termini di salute. Mi riferisco ai cosiddetti strascichi o alle complicazioni da Covid-19 che scopriremo nel tempo. Ma dobbiamo agire in maniera intelligente per evitare le ospedalizzazioni anche perché queste hanno un costo. Ogni ricoverato in meno risparmia il sistema e contribuisce alla ripresa delle attività di sanità pubblica come le vaccinazioni o lo screening per i tumori. Non possiamo lasciarci battere su queste conquiste. È questione di sopravvivenza.

una crisi è anche un'opportunità

La pandemia non è solo un fenomeno grave in sé, non è solo una forza malvagia che porta morte e distruzione. Non è soltanto alimentata da un impalpabile meccanismo che porta a un nuovo equilibrio. È un fenomeno che ha molte, moltissime ramificazioni. È come se d'improvviso venissero tutti gli gnocchi a galla: se non si abbassa il fuoco l'acqua che bolle, ormai anche densa e schiumosa in un momento di accelerazione termica, può avere così tanta energia da straripare sul fornello acceso portandosi dietro gli gnocchi, una nuvola di vapore e una grande puzza di bruciato amarognolo in mezzo a un mare di schiuma appiccicosa.

Lo vediamo chiaramente, gli gnocchi stanno venendo a galla. Le ricadute dell'evento pandemico sono rivoli infiniti che scorrono e attraversano le nostre esistenze, ma a saper guardare ci mostrano la strada. Ahimè, in questo momento ci mostrano una strada accidentata, complicata, di cui nessuno vuole sentir parlare. Siamo ancora nel solco. Non se ne voleva sentir parlare prima, figuriamoci adesso. Non possiamo però continuare a nascondere questi indizi urlati che richiamano la nostra attenzione su molte forme di ebollizione pericolose per noi adesso, per noi e per i nostri figli domani. Abbiamo l'opportunità di impostare uno dei percorsi di salvezza per la nostra specie e per tutto il pianeta. Sta a noi svelarli, anche se è difficilissimo e ci vuole un'esagerazione di coraggio.

Il virus ha cambiato tutto

19 agosto 2020

Che cosa ci aspetta non si sa, impariamo giorno per giorno cercando di gestire delle politiche sanitarie in una popolazione stanca, insicura e arrabbiata. Ormai si sa che le cose da fare sono tre: igiene, distanza, protezione. Per sé e per gli altri. In realtà ce n'è una quarta, il buonsenso, che apparentemente va e viene a seconda di variabili indefinite.

Ma al di là delle necessità gestionali e di sanità pubblica si percepisce un vuoto particolato, ovvero come se le particelle dell'ordinarietà fossero rimaste congelate a mezz'aria. Come se una nuvola cristallizzata di azioni, pensieri, diritti e doveri e il nostro stesso ruolo si fossero a un tratto sospesi nel periodo intrapandemico.

Molto è fermo, gli aerei, i treni, le persone. Per forza, il virus si sposta con le persone, e si è fatto quello che c'era da fare. L'immobilità che adesso esiste naturalmente si trasformerà in una ripartenza. Disordinata e piena di rabbia all'inizio, ma mi auguro con un respiro ampio e che guardi al futuro, ora che sappiamo.

Sì. Sappiamo che ci si può fermare, sappiamo che questa è una pandemia che amplifica le diseguaglianze e le rende ancora meno accettabili. Una pandemia che mette soprattutto in discussione il nostro rapporto con la natura che già era stato messo in crisi dal cambiamento climatico, dagli incendi, dagli allagamenti e dagli tsunami, senza contare i disastri nucleari e la perdita della biodiversità.

Certo che visto così è un po' tanto. Forse troppo. E sembra difficile trovare il bandolo della matassa. Invece il bandolo ce l'abbiamo: è una manopola a forma di virus che apre le mille e una porta dei sistemi fragili che abbiamo costruito o abbiamo ereditato. Poco importa se è colpa nostra o piuttosto dolo o persino negligenza. Alcuni di questi sistemi andranno profondamente riformati, ma c'è qualcosa di più strutturale che dobbiamo cambiare. Qui si tratta di arrivare alla radice del problema. Non si tratta di mettere pezze di cartongesso o micropali nell'argilla. Si tratta di ristabilire gli equilibri, e tra questi l'equilibrio con gli altri esseri viventi del pianeta da cui siamo completamente dipendenti, ma anche con il contesto e l'ambiente che ci ospitano.

La generazione dei cinquantenni è più green dei nonni di oggi e meno green dei propri figli. È una generazione cerniera che avrà un ruolo cardine nell'accompagnare la società verso un domani che di certo sarà diverso dall'oggi. La pandemia che ha trasformato l'impossibile nel necessario ci offre una grandissima opportunità che almeno per noi non si ripresenterà. Noi possiamo concentrare i nostri sforzi verso una riconversione sostenibile facendo un passo in più: un passettino che servirà ai nostri figli. Si sa, i giovani di oggi non accetterebbero mai delle violazioni al benessere animale o crimini ambientali su cui la nostra generazione ha nicchiato. Noi dovremmo cercare di rendere il loro compito più semplice impostandogli il lavoro per bene.

I nostri figli dovranno rimettere un po' a posto la gestione del pianeta, altrimenti con le risorse proprio non ci stiamo dentro e con l'impatto dell'uomo abbiamo fatto anche peggio. Insomma, dovranno trovare delle soluzioni per arginare i danni che abbiamo fatto noi e i nostri predecessori, ad esempio agli oceani, alla qualità dell'aria e alla madre terra che ci nutre.

Le informazioni ci sono. Sono i big data un po' visibili un po' opachi, ma ci sono. Immaginiamo i big data come libri virtuali, da ripulire, tradurre e rendere fruibili ai nostri ragazzi che avranno domani pure i computer quantici – che si dice faranno il lavoro di un anno in un secondo –, ma questo non basta.

I nostri figli dovranno cercare soluzioni per la sostenibilità di un pianeta trasformato e depauperato delle risorse. Avranno pure contezza che esistono tutti i libri virtuali con le informazioni che a loro servono ma a oggi sono scaraventati in uno spazio non definito e inaccessibile.

Noi potremmo farci carico di mettere a posto quei libri, permettendo alle nuove generazioni di leggere e comprendere quella storia di insostenibilità del pianeta che abbiamo costruito. È questo il regalo più grande che possiamo fare loro: ordinare e preparare il materiale di lavoro che sarà alla base delle soluzioni per una rinascita più rispettosa del sistema che ci ospita e dei suoi equilibri. Anche sì?

il bipolarismo pandemico

Negli anni in cui ero membro dei gruppi di lavoro internazionali sulla preparazione all'emergenza pandemica, mai e poi mai mi sarei immaginata che il problema più grosso da affrontare, quello che avrebbe segnato l'andamento di questa emergenza, sarebbe stato legato al negazionismo. Non alle caratteristiche del virus, non alle modalità di contagio, non a improvvise mutazioni o ricombinazioni ma alla negazione che la pandemia fosse degna di rispetto.

La dicotomia quasi bipolare che si è vista negli Stati Uniti fra città in completo lockdown, come New York, e comizi elettorali pieni di gente senza mascherina che urlava e sosteneva il proprio leader facendo la voce grossa – insomma, muovendo volumi di aria carichi di virus con il potere di trasformare delle manifestazioni di democrazia in megafocolai che a loro volta avrebbero portato alla trasformazione di alcune persone da sane ad ammalate e da vive a morte.

Il vaccino ancora non c'è, ma arriverà. Le pillole antivirali ancora non ci sono ma arriveranno. Ma se non ci credi e se sei convinto che l'onda malefica che sta attraversando il mondo sia soltanto una invenzione, be', allora non ci sarà vaccino o farmaco che possa combattere la negazione di una verità, per scomoda che sia.

Il gioco rischioso dei negazionisti ci coinvolge tutti

3 novembre 2020

Le pandemie sono fenomeni epocali di potenza trasformazionale e proprio adesso, nel bel mezzo di quella del 2020, mi sembra di assistere a un mondo che ormai sembra essere completamente sottosopra. Come reagire a un'emergenza pandemica è stato oggetto di anni di studio e sappiamo ormai che il rispetto delle regole è l'architrave su cui si regge tutto e si evita l'ambaradan: molte di queste regole le abbiamo imparate lungo il cammino dell'umanità e altre si aggiungono ora che siamo travolti da una pandemia di portata eccezionale. Ecco perché delle mille ramificazioni inattese di questa emergenza ce n'è una che è per me assolutamente inaccettabile: il negazionismo. Nonostante l'evidenza scientifica, le foto drammatiche e il tamtam social-mediatico, osserviamo una polarizzazione totalizzante delle opinioni che obbliga una parte politica e il suo seguito a disattendere completamente le misure di sanità pubblica di base. Lo vedo in particolare nel Paese in cui lavoro, fra l'altro in un momento critico come quello pre-elettorale. Il fronte che riconosce questa pandemia come un problema da gestire con strumenti anche coercitivi è del tutto contrapposto a un fronte che organizza raduni elettorali con migliaia di partecipanti. L'aspetto davvero surreale è che gli elettori repubblicani si trovano in un gigantesco assembramento organizzato da un leader che non porta la mascherina, che urla e che stimola gli altri a urlare in barba a tutte le regole e alle misure di restrizione e di protezione di sé e degli altri: goccioline, droplet e aerosol tutti insieme allegramente, magari mentre ci si passa la bottiglia di soda.

Nel riflettere su questa situazione paradossale mi viene in mente che queste oceaniche folle di persone senza mascherina che seguono il presidente in questa marcia inarrestabile forse non si rendono conto di essere parte di un gigantesco esperimento vivente. Oggi si parla in Europa di lockdown più o meno hard perché si teme che la crescita esponenziale dei contagi possa fermarsi soltanto attraverso un blocco molto severo delle movimentazioni delle persone. Molti

Stati europei sono adesso al bivio di dover adottare o meno delle misure drastiche che penalizzeranno ancora di più l'economia. Ma queste misure di restrizione sono o non sono necessarie per salvarci da un nuovo collasso del servizio sanitario o addirittura da un'ecatombe? Ebbene, credo che questa risposta poco scientifica e molto pragmatica arriverà ancora una volta dagli Stati Uniti. Alcuni fra i grandi eventi delle ultime due settimane di campagna elettorale americana hanno le caratteristiche che – secondo i massimi esperti in materia, Fauci in testa – possono risultare esplosive per il contagio e quindi per le ospedalizzazioni e causare decessi.

In realtà è questione di qualche giorno o al massimo di qualche settimana e gli effetti di questi comportamenti negazionisti si vedranno. Sì, perché il tempo è galantuomo e restituisce tutto. Man mano che si genereranno i numeri di questa onda lunga americana e delle relative ospedalizzazioni e decessi, si capirà se l'origine dei nuovi contagi è legata a un comizio elettorale «non protetto» oppure no. L'esperimento è in corso e il virus, implacabile e a quanto pare inarrestabile, ci mostrerà quale dei due schieramenti ha avuto un approccio più adeguato alla situazione. Peccato che la risposta arriverà solo dopo le elezioni.

l'arrivo del vaccino e le sfide logistiche

A volte il cervello umano tende a semplificare. La notizia dell'imminente arrivo del vaccino è una boccata d'aria fresca, è la luce in fondo al tunnel, è l'inizio della fine di questo incubo. Questo lo speriamo tutti e c'è unanimità nella comunità scientifica sulla necessità di una campagna di vaccinazione di massa.

Ecco, credo che questo nodo – ovvero quello di organizzare e allestire dei presidi che possano somministrare centinaia di migliaia di dosi al giorno – sia sottovalutato dai più e di certo i nostri nonni e le nostre nonne che saranno i primi a vaccinarsi immaginano che si tratterà di fissare con comodo un appuntamento dal medico curante e fare come si farebbe per la vaccinazione antiinfluenzale (che comunque viene richiesta solo dal 15% della po-

polazione). Invece non sarà così. Non è possibile che lo sia. Bisognerà allestire dei megacentri vaccinali, con delle caratteristiche ben precise in termini di logistica e di forniture e servizi. Si potrebbe anche cercare di essere creativi e iniziare ad avvicinare le persone all'impresa titanica che ci aspetta, anche con delle proposte choc.

Per vaccinare usiamo anche cinema e teatri

21 novembre 2020

L'annuncio è stato fatto anche in Italia. A fine gennaio 2021 3,4 milioni di dosi di vaccino contro il Covid saranno disponibili e poi altri milioni seguiranno. E così abbiamo fatto il primo passo. Volendo essere super ottimisti si potranno vedere i primi soggetti immuni in giro per i primi di marzo.

Avere un vaccino che funzioni e che esista in quantità sufficiente da coprire le fasce di popolazione prioritarie è già moltissimo, ma è requisito unico ed essenziale affinché si inizi un lungo percorso. Oltre al problema non marginale dei no-vax ci sarà da affrontare quello dei negazionisti che invece è nuovo e temo molto più complesso. Ma adesso è urgente che si comprenda che stiamo per intraprendere – e non solo in Italia – la più grande e complicata campagna di vaccinazione mai affrontata dal genere umano.

Gli esperti sono concordi: l'uso del vaccino sarà uno degli strumenti che accelereranno l'uscita da questo fenomeno pandemico e quindi dobbiamo essere efficaci e arrivare all'obiettivo nei tempi prestabiliti. Cioè dobbiamo immunizzare il prima possibile alcune categorie di persone, tra cui gli operatori sanitari, i lavoratori essenziali, le persone a rischio di sviluppare la forma grave.

Si parla molto oggi della stabilità dei vaccini e della loro conservazione, che sono due snodi cruciali in questo processo erculeo che di certo non si compirà senza polemiche aspre e incidenti di percorso anche bizzarri. Quello che sappiamo di certo è che un vaccino mal conservato o che non ha rispettato la catena del freddo potrebbe essere inefficace. Esiste quindi un problema reale di distribuzione e stoccaggio a basse temperature con delle notevoli complessità logistiche, nel senso che per trasportare, stoccare e gestire i vaccini a basse o bassissime temperature ci serve una infrastruttura che attualmente non esiste in nessun Paese.

Vieppiù. Potrebbe verificarsi che a causa dell'urgenza alcuni di questi vaccini verranno commercializzati in confezioni multidose. Quindi, con un balzo sorprendente torniamo indietro di decenni a come si faceva nell'epoca antecedente alle siringhe-già-pronte-monodose. Un tempo – non tanto lontano – da un flacone di vaccino si vaccinavano molti bambini. Se ciò fosse confermato, questo significherebbe che da un'unica fiala o confezione di vaccino scongelato bisognerà vaccinare più persone lo stesso giorno, e che di conseguenza bisognerà gestire il flusso di quelle persone in maniera distanziata e che permetta anche il disbrigo di alcune formalità. Mi sembra chiaro che bisognerà allestire dei presidi per gestire le operazioni di vaccinazione e che bisognerà pensarci per tempo.

In un'ottica di ottimizzazione delle risorse e con lo spirito di sostenere uno dei settori che più hanno sofferto e che più soffriranno nei mesi a venire si potrebbe trovare una convergenza insperata. Quella di far incontrare virtuosamente due settori sostanzialmente disgiunti, paralleli e indipendenti: quello della sanità pubblica e quello dell'intrattenimento.

In onore e in memoria delle donne e degli uomini di spettacolo che sono volati via, perché non esplorare un piano di distribuzione e somministrazione del vaccino che sfrutti i cinema e i teatri oggi vuoti, che – a pensarci bene – risulterebbero particolarmente funzionali a questo tipo di attività? Sono in perdita, ed è difficile che riprendano a lavorare finché la situazione dei contagi non sarà sotto controllo.

Vi è già una modalità di ingresso controllata con percorso a senso unico fino all'uscita. C'è l'elettricità sufficiente per un congelatore a -70 °C e altra strumentazione, ci sono i servizi, ci sono le vie di fuga. I vaccinandi potrebbero sedersi secondo uno schema che rispetti il distanziamento, e nel frattempo agli operatori sanitari risulterebbe più agevole fare il loro lavoro, appunto sfruttando una situazione ordinata di gestione delle operazioni.

Questi CineVax potrebbero anche poi essere usati per il recupero delle vaccinazioni pediatriche che sono saltate a causa dell'emergenza. Magari, chissà, con un po' di tecnologia si potrebbe riuscire anche a mostrare un cortometraggio o ascoltare della musica per rendere questo passaggio molto complicato e inquietante un po' più «indolore».

uno sguardo dall'alto

Dopo il primo anno di pandemia, ci sembrava passato un secolo da quando le mascherine che si acquistavano in famiglia erano solo quelle di carnevale. Per uscire da questo dedalo di brutte sorprese e di incertezze forse il modo più efficace è quello di prendere le distanze e vedere le cose con un po' di distacco. Raccontarsela da fuori piuttosto che da dentro. Riportare il fenomeno alla sua reale dimensione globale piuttosto che alla dimensione casalinga, di condominio o di quartiere. Siamo alla fine del primo anno di un fenomeno che lascerà un segno. Ci sarà un prima e un dopo, ma per mettere a fuoco il dopo bisogna uscire dal solco.

In questa sintesi ho provato a fare uno zoom-out, allargare il campo di osservazione e riunire i concetti più importanti emersi durante l'anno di pandemia per creare un quadro organico, una mappa del cambiamento e delle sfide che ci aspettano e delle opportunità nascoste.

Salute e ambiente sono un sistema circolare

16 dicembre 2020

La pandemia del 2020 è un grido che ha squarciato la nostra percezione della realtà mentre noi eravamo occupati a fare le nostre cose. Ha spalancato la finestra con forza facendo sbattere i vetri e gonfiare le tende. Da fuori è arrivato il suo messaggio gelido e chiarissimo: «Vivete in un sistema chiuso, quindi, o cominciate a mettere a posto le cose oppure…». Una tempesta fragorosa, con tuoni violenti, che scrocchiano come un legno che si spezza. E che lasciano dietro di sé un vuoto ancora più immobile. La pandemia del 2020 ci ricorda prepotentemente l'importanza della salute nella società e ci mette di fronte all'opportunità unica di ripensarla in una prospettiva più ampia e più sostenibile.

L'unica strada che abbiamo per non ricaderci mai più è quella della prevenzione: riusciremo a percorrerla solo con la consapevolezza che viviamo all'interno di un sistema circolare e integrato di cui fanno parte persone, animali, piante e in generale l'ambiente in cui tutti siamo immersi. Non ci sono quindi soltanto gli individui e le comunità, non c'è solo la specie umana da preservare: la salute del pianeta e di tutti i suoi abitanti deve avere pari dignità se vogliamo creare un ecosistema sostenibile, resiliente e durevole. A dire il vero gli antichi avevano già capito quasi tutto: la scienza medica greca considerava l'essere umano nella sua complessità, nella sua dimensione ambientale, biologica e sociale, e per comprendere le condizioni di salute e malattia si rivolgeva allo studio della natura. La concezione dell'organismo animale e umano si basava sulla combinazione degli elementi che danno la vita al cosmo, e di conseguenza la salute veniva definita come equilibrio degli elementi primi, mentre la malattia era concepita come disequilibrio.

Terra. Acqua. Fuoco. Aria. Già. Anche oggi la nostra salute dipende da quella di questi quattro elementi, a loro volta interconnessi tra di loro. Dobbiamo averne cura perché sono la nostra casa, la «casa comune», come l'ha chiamata papa Francesco. La nostra salute dipende dagli alimenti di origine animale di cui ci nutriamo, dipende dalle piante, che costituiscono l'80% della nostra alimentazione e che dobbiamo imparare a crescere e curare in maniera sostenibile, perché tutto quello che avanza, e che si spreca, va a finire nella terra, e poi nell'acqua, e quindi ritorna indietro a noi umani. La nostra salute dipende persino dagli animali da compagnia: basti pensare che nei Paesi del Nord Europa i ragazzi spesso tengono accanto a sé anche i furetti che, facendo parte della famiglia dei visoni, potrebbero essere a rischio di infettarsi con il virus che provoca il Covid.

Sostenibilità significa anche ripensare la globalizzazione dei prodotti dell'agricoltura che si spostano da un continente all'altro, e con loro viaggiano i parassiti e le specie invasive. Quando ero piccola, in Italia la zanzara tigre non esisteva, ma ha viaggiato attraverso i continenti ed è arrivata fino a noi sulle navi che trasportano i copertoni, annidata in quantità nell'acqua stagnante al loro interno. E la zanzara tigre è un vettore di molte infezioni tropicali. E a proposito di acqua, gli esempi di mancanza di rispetto nei confronti di questo bene finito e insostituibile sarebbero innumerevoli, a cominciare dalla sofferenza degli oceani dove la pesca incontrollata ha ridotto in modo drastico e repentino la popolazione dei pesci, impedendo la loro riproduzione. L'elenco degli squilibri continua lungo la linea degli elementi primari con il fuoco: il pianeta brucia, si sa, e non brucia solo la California. La Nasa ha addirittura un sito dedicato agli incendi visti dallo spazio. E a proposito di fuoco non possiamo dimenticare che siamo immersi anche in un cambiamento climatico.

L'inquinamento dell'aria e il numero di mezzi di trasporto che viaggiano nei cieli sono sotto gli occhi di tutti. La pandemia del 2020 ci ha costretto a fare l'impossibile: ci ha mostrato che se noi umani ci fermiamo, come è accaduto con il primo lockdown, l'aria diventa più pulita e la natura si risveglia. Questa nuova consapevolezza è l'occasione per cominciare a pensare alla salute come la risultante di una serie di equilibri che sono anche un po' vasi comunicanti. Nel 2020, finalmente, siamo anche di fronte alla possibilità di utilizzare i big data: in ogni momento generiamo una grandissima quantità di informazioni sia attivamente – ad esempio con gli smartphone e i social media – sia passivamente, ad esempio con i rilevatori dell'inquinamento. La pandemia del 2020 è la pandemia più misurata della storia e si incardina sulle interconnessioni invisibili che costituiscono la nostra società, la nostra forza – e nel contempo le nostre fragilità.

Dobbiamo avere cura del pianeta, lo abbiamo capito da tempo e molte decisioni sono già state prese in questo senso: penso ai 17 *Sustainable Development Goals* (SDGs) fissati dall'Onu che ci eravamo impegnati a raggiungere in una ventina d'anni, fra il 2030 e il 2050. Invece la pandemia ci ha messo di fronte a questa sfida ora, oggi, adesso, e ci grida che dobbiamo sbrigarci a trovare una progettualità concreta che permetta ai nostri figli di raggiungere questi obiettivi. Così ci troviamo a dover aiutare le persone a comprendere che possiamo e dobbiamo approdare a un mondo diverso da quello che conoscevamo, ma ciò si può fare solo se ognuno fa il suo pezzetto. Del resto, la pandemia si è già dimostrata un grande esercizio di responsabilità collettiva e di consapevolezza.

Si può cominciare da qui: le aziende, ad esempio, dovrebbero riflettere seriamente sullo smart working. Dal punto di vista della produttività, da quello della salute dei lavoratori – la salute mentale, quella fisica e posturale –, da quello della nuova mobilità urbana. Possiamo produrre di più, produrre meglio e inquinare di meno, muovendoci in città più vivibili e più pulite. Dobbiamo cercare di imparare da questo fenomeno pandemico con i mille occhi e i mille sensori e i mille captatori e generatori di informazioni che abbiamo a disposizione. Con la fondazione Isi di Torino stiamo costruendo una infrastruttura che sfrutti il portale open access del Cern, Zenodo, come archivio e luogo di analisi per dati molto eterogenei che possano essere studiati in convergenza. Questo ci permetterebbe di capire nuove dinamiche: ad esempio, stiamo studiando l'interazione fra mobilità, salute mentale e costi – del consumo di farmaci, dell'assistenza medica e terapeutica – durante il Covid. I dati ora ci sono tutti, dobbiamo «solo» riuscire a farli funzionare insieme per liberare il loro pieno potenziale.

Un altro aspetto sul quale il Covid potrebbe avere delle conseguenze è quello dell'antibiotico-resistenza, che prima del virus era uno dei grandi problemi sanitari, perché l'abuso di antibiotici ha selezionato dei batteri killer in grado di resistere agli stessi antibiotici. Non è ancora ben chiaro quali siano gli effetti della pandemia del 2020 su questo fenomeno globale. Potrebbe persino essere stato positivo, anche grazie al semplice fatto che ci laviamo tutti molto di più e molto meglio le mani. L'antibiotico-resistenza affonda le sue radici anche nell'abuso in altri settori. Per quanto riguarda l'agroalimentare l'Italia è uno dei Paesi che ha la filiera più controllata, le aziende italiane hanno abbracciato le buone pratiche e la sostenibilità prima di altri e con una certificazione di processo circolare potrebbero posizionarsi come prodotto di eccellenza anche per la salute. Nel centro che dirigo, il One Health Center of Excellence all'Università della Florida, promuoviamo il concetto di «salute circolare» e abbiamo lanciato anche un'iniziativa in Italia: «ResilientiaNaturae», coordinata da Ilaria Borletti Buitoni e Maria Lodovica Gullino e sviluppata in collaborazione con il Fai nel castello di Masino, a Torino. Qui studiamo come alcuni bioindicatori possano essere utilizzati per comprendere la resilienza della natura.

A breve lanceremo l'iniziativa «weTree.it» per promuovere la «verdificazione» dell'Italia attraverso il coinvolgimento di persone e amministrazioni locali per occuparsi di alberi, piante, aiuole. L'intento è di contribuire con una spinta dal basso a preparare il nostro Paese al 2021 – anno in cui peraltro ospiteremo il G20 – e renderlo semplicemente più bello, più verde e più vivibile. Naturalmente la nostra stessa natura umana – conservativa – resta un ostacolo all'abbracciare l'idea logica ma scomoda della circolarità della salute: il movimento istintivo sarebbe quello di tornare nel binario precedente, consueto. Cedere alla forza magnetica che ti vuole riportare nel «prima». In tanti mi chiedono: «Ma quando torneremo a vivere come prima?». La verità è che, per fortuna, non dobbiamo tornare a come eravamo. La pandemia ha reso possibile e necessario ciò che prima ritenevamo impossibile. A questo punto osiamo per davvero.

L'accelerazione tragica costituita dalla pandemia del 2020 necessita di risposte e di una pianificazione coraggiosa. È proprio questo, paradossalmente, il momento per volare alto con il pensiero e guardare alla complessità delle problematiche che abbiamo di fronte avendo ben presente che adesso non ci sono dubbi: viviamo in un sistema chiuso che deve ritrovare il suo equilibrio naturale. E ognuno di noi deve fare la propria parte. Altrimenti siamo fritti.

l'influenza dei social

Entrando nel secondo anno di pandemia abbiamo fatto parecchie scoperte. A partire dalle dinamiche del contagio, che prima erano molto più opache. Insomma, si sono capiti e messi a fuoco i comportamenti da evitare (proprio come fu per l'Hiv), così come si sono identificate e incasellate le categorie a rischio secondo quello che sappiamo sull'andamento delle infezioni virali e le fragilità dei pazienti. C'è però un nuovo elemento da prendere in considerazione, determinante nella evoluzione pandemica e decisamente preoccupante nelle sue dimensioni e nei suoi possibili effetti. Il dibattito che avviene sui social potrebbe prendere derive inimmaginabili, e così affermazioni assurde, false e deviate potrebbero improvvisamente diventare vere. Una realtà parallela potrebbe prendere forma e scontrarsi con l'evidenza e con i fatti reali, e questo potrebbe fare più danni del virus in sé.

Il «fattore virus» non è il solo che determina una pandemia

2 gennaio 2021

Sembra incomprensibile, ma i virus pre-pandemici non creerebbero né pandemie né epidemie se solo li lasciassimo nei loro ecosistemi ed equilibri naturali. Insomma, potrei sintetizzare che i virus pre-pandemici hanno un loro «potenziale pandemico» che è molto legato alla loro via di trasmissione e alla loro contagiosità. Chiamiamolo quindi «fattore virus».

Mai, negli ultimi cento anni (durante i quali ci sono state cinque pandemie influenzali), l'informazione è stata così pervasiva, liquida e impicciona di argomenti complicati anche per gli addetti ai lavori. Il punto chiave che forse sfugge ai più è che questo è il fenomeno biologico e sociale più misurato della storia. È l'evento su cui di punto in bianco si sono rovesciate tonnellate di biotecnologie mature che ci hanno permesso di ottenere milioni di dosi di vaccino in tempo record, ma non solo. La medesima tecnologia sta identificando centinaia di migliaia di sequenze genetiche virali (ogni virus ha la sua sequenza) che nessuno prima d'oggi aveva mai avuto l'ardire di decodificare, analizzare, men che meno interpretare. Lo sforzo è planetario. Vi assicuro: si svolgono incontri virtuali praticamente continui fra virologi evoluzionisti di tutto il mondo per seguire i bandoli della matassa pandemica e discutere le implicazioni di quello che osservano. Lo voglio dire con forza: non è giusto né possibile incasellare una serie di fenomeni biologici come le mutazioni, le delezioni e le loro possibili conseguenze in caselle mentali a misura di *clickbait* o di telespettatore disattento. Perché non è giusto: si disorienta chi poi ha le chiavi per uscire da questa situazione, cioè le persone che altro non sono che il «fattore individuo».

Ma non basta, purtroppo. Oltre alle informazioni giuste o sbagliate – ma comunque pubbliche e quindi tracciabili e verificabili – vi è il *mare magnum* dei social media.

E certo, direte voi, questo lo sapevamo. Ecco, io volevo solo assicurarmi anche che fosse chiaro che è proprio attraverso il delirio di messaggi che si muovono nella connettosfera dei social e attraverso l'amplificazione di informazioni ambigue emesse da media anche molto accreditati che si determina quello che succede al «fattore virus». Insomma, è verosimile che i principali determinanti della pandemia del 2020 saranno quelli virtuali e paradossalmente influenzeranno l'evoluzione pandemica molto di più del fattore virus e del fattore individuo messi insieme. Una pandemia reale che si evolve spinta soprattutto da forze che nel mondo biologico non esistono. Quelle virtuali.

non ci sono più scuse
ma soprattutto bisogna muoversi

Certe volte, anzi molto spesso, mi monta una rabbia terribile. Di fronte allo smarrimento e alla stanchezza che si legge negli sguardi, mi monta una furia sorda e non molla la presa. Certe cose le sapevamo. Che bisognava muoversi in una direzione unica era chiaro. Sapevamo che si doveva agire in fretta, e che c'era bisogno di sfruttare al meglio il tempo e le risorse che avevamo per mitigare. Sì, mitigare. Una parola che si è sentita poco, come se fosse d'obbligo subire l'onda travolgente della pandemia e non si potesse invece pensare a una terza via oltre a quella del negazionismo. La via della mitigazione. Era possibile ipotizzare una diffusione meno rapida mettendo in atto misure di contenimento prima della diffusione su scala globale? Avrebbe fatto la differenza se forze speciali provenienti dai migliori laboratori al mondo fossero andate a Wuhan come fu a Hong Kong nel 2002-2003 per la Sars?

Quel treno lo abbiamo perso all'inizio del 2020 e adesso che siamo nel solco pandemico ne paghiamo le conseguenze. Una cosa però è sicura: in epoca pandemica il tempo è prezioso, non si può sprecare. Ecco, ora che abbiamo gli strumenti per porre argine alla corsa del virus non ci voltiamo dall'altra parte, cerchiamo di ragionare in maniera snella e agile, perché il tempo è prezioso e razionalizzare e ottimizzare le variabili che ci rallentano ci permetterebbe di vaccinare più efficacemente, evitando che altre vite scivolino via.

Il tempo è vita
9 marzo 2021

Nel marzo del 2020 l'Italia entrò nel suo primo lockdown, e rivolgo lo sguardo a questo anno passato per cercare di capire alcune macrodinamiche che ci hanno portati a essere qui oggi, esausti e pronti a esplodere per un niente. In questo momento di frustrazione che si avvita come un aereo in caduta, mi viene a volte sussurrato al telefono: «Se non si chiudeva nulla era meglio. Qui si morirà più di fame che di Covid», un tentativo di avere la mia benedizione nel mollare mascherina, solitudine e vita stravolta.

Invece, l'incompresa verità è che se non avessimo chiuso subito avremmo avuto in tutt'Italia quell'ondata di morte che ha colpito Bergamo. È difficile essere così cruda ma non posso esimermi, per rispetto di chi non c'è più e per rispetto di chi ha salvato migliaia di vite. Se noi non avessimo applicato misure di restrizione il sistema sanitario sarebbe collassato e avremmo avuto un numero di morti fisicamente e logisticamente ingestibile dai servizi funebri e cimiteriali. Il che vuol dire morte in casa propria per più del tempo umanamente sopportabile.

Sono ugualmente convinta che adesso siamo a un momento critico che potrebbe essere il punto di svolta. Siamo, ahimè, di fronte a un ceppo virale che ha messo il turbo e ci sorprende per la sua forza contagiosa. E quindi devo dirlo con forza: dobbiamo spostarci il meno possibile. L'assoluto essenziale e basta. E quando ci dobbiamo proprio muovere, doppie precauzioni. Per quanto? Se si è bravi e compatti un paio di mesi. Nel contempo, vaccinare usando la maggiore efficienza possibile.

Ed è proprio questo un altro fattore determinante per la svolta positiva – e su questo vorrei fare un salto ancora più indietro, al 30 gennaio 2020.

In quella data, l'Oms ha dichiarato l'emergenza pandemica. Delle molte cose che non si sapevano all'epoca, una si sapeva: ovvero che sarebbe servito vaccino in quantità di molto superiore alla capacità di produzione di allora. E oggi ci rendiamo drammaticamente conto di cosa significhi per la ripresa della vita vera, oltre che per l'economia, non avere abbastanza vaccino.

Mi sono convinta che il peccato originale di questa pandemia sia stato che all'inizio non ci ha creduto nessuno. I decisori occidentali hanno creduto che Sars-CoV-2 riguardasse solo la Cina. Arrivato in Italia quasi a sorprenderci (nonostante l'anteprima mondiale dei due casi dei turisti cinesi), molti Paesi europei ci guardavano dicendo che il problema era così grave da noi perché ci era sfuggito di mano.

Balzato in Francia e in Germania, protetto da un effetto domino di negazionismo, si è fatto strada fino al Regno Unito, che una settimana prima guardava il continente convinto di rimanerne immune. Credo che questo comportamento al limite del surreale sia stato alimentato da un *vulnus* legato a una percezione distorta della realtà. Molte persone non riuscivano a immaginarsi vulnerabili di fronte a un virus sconosciuto che tra l'altro stava pure in un altro Paese.

Lo avevano dimenticato, o forse non lo avevano mai saputo, di essere recettivi ai virus e quindi potenzialmente tutti vulnerabili perché a rischio di infezione. Ecco, se più persone avessero compreso la potenziale portata del fenomeno e avessero agito immaginando il *worst case scenario* forse adesso avremmo i vaccini di cui abbiamo bisogno. Sì, perché se all'inizio del 2020 si fosse iniziato a riconvertire strutture e stabilimenti esistenti (tra cui quelli che producono i miliardi di dosi di vaccini veterinari) oggi avremmo un grosso problema in meno.

C'è qualcosa, però, che possiamo fare adesso nell'unico ambito in cui abbiamo il controllo per accelerare l'uscita da queste vite compresse come in un blister. Mettere noi il turbo alla somministrazione dei vaccini. Paradossalmente, si esegue l'operazione salvavita in un minuto scarso e si riempiono moduli anche per venti minuti. Non è così ovunque, quindi non deve essere così per forza. Nei Paesi più avanti con la campagna di vaccinazione basta una firma e via. Ci deve essere un modo procedurale o digitale per ridurre al minimo questa immane perdita di tempo in un momento critico come questo. Non lasciamo le dosi in frigo, non possiamo permettercelo. Credetemi, per piacere.

La soluzione favolosa
(che non deve essere data per scontata)

22 marzo 2021

«Favoloso Innesto» recitava Parini, raccontando della prima grande avventura sperimentale per raggiungere l'immunità di gregge. Mi riferisco al vaiolo, l'unica malattia dell'uomo che è stata eradicata.

Ma prima di arrivare dove voglio portarvi, ritornerei un attimo all'ode di Parini, su una parola del verso: favoloso. Ebbene sì. I vaccini a volte hanno del favoloso, ovvero dell'iperbolico, dice la Treccani. Piaghe che si sono susseguite per millenni raggiungendo le loro vittime, creando morte e devastazione, di punto in bianco si possono fermare. Oggi, con quello che vediamo sotto gli occhi mi sento di spingere quell'aggettivo oltre e chiamare quell'innesto «miracoloso».

Non è sempre così, però, e non diamo questa vittoria stellare per scontata. Il vaccino poteva non essere disponibile un anno dopo, poteva essere meno efficace e non avere – come spesso accade – l'effetto dirompente che stiamo osservando. Ad esempio, per tubercolosi, malaria e Hiv non abbiamo vaccini efficaci.

Metto a fuoco una realtà che in questo momento vedo nitidamente, mai come adesso. Gli ospedali pieni sono il punto di rottura vero, quello da cui non si può prescindere. Quello che dobbiamo fare come cittadini che vogliono riafferrare la vita è una cosa sola. Fare tutti, tutto il possibile per evitare che si ammalino persone a rischio di finire in ospedale. Come? Vaccinandosi, accompagnando a vaccinare, convincendo a vaccinare. Lo sappiamo, purtroppo alcuni stipiti virali attualmente in circolazione hanno il doppio turbo al motore e quindi è più complicato fermare il contagio, ma l'evidenza del Regno Unito, di Israele e degli Stati Uniti ci travolge di conforto perché è chiaro che abbiamo l'arma giusta.

Nei momenti di crisi si cerca l'appiglio per la svolta. L'appiglio c'è. Lì dove il vaccino è stato applicato con metodo e concentrandosi su anziani e fragili, anche con una sola dose di vaccino il numero dei ricoveri e dei decessi è crollato. In parole più asciutte, non si muore più. Guardiamo bene cosa è successo. Non è necessario vaccinare tutti per l'agognata inversione di tendenza. È necessario immunizzare una quota maggioritaria degli anziani e farlo nel più breve tempo possibile.

Ma quale vaccino, direte voi. Io vi rispondo che non importa, perché tutti i vaccini disponibili adesso in Italia proteggono contro l'ospedalizzazione e il decorso infausto. Il vaccino quindi va visto come il muro, l'argine, la barriera all'ondata di morte. Ma non solo questo. I vaccini disponibili adesso proteggono contro le varianti attualmente in Italia e riducono significativamente la trasmissione e i casi sintomatici.

Il mio grido implorante è per chiedervi per piacere di aiutarci a costruire quel muro che è indispensabile per ricominciare a vivere. Quel muro è fatto di mattoni e se man mano che lo costruiamo lasciamo vuoti degli spazi il muro non terrà. Sarà la solidità e la tenuta di quel muro che proteggerà i fragili opponendosi alla forza distruttiva di un virus che sta cercando di uccidere tutti i nostri nonni e le nostre nonne. Siamo nel bel mezzo di un fenomeno epocale che nel volgere di un paio di mesi potrebbe essere completamente ridimensionato se solo credessimo alla storia, alla scienza e al potere del senso di responsabilità. Nessuno escluso.

una scelta difficilissima

È come un mare mosso di notte, una massa oscura e densa che si muove sullo sfondo. È inquietante ma vera e potenzialmente di una forza dirompente inaudita.

Non è la prima volta che dobbiamo affrontarlo, quel mare nero immenso, anzi, è un bel po' che ci giriamo intorno senza però voler prendere il toro per le corna. Alcuni anni fa fu varata una moratoria internazionale sulla creazione di virus «potenziati» in laboratorio, che però è decaduta ormai da qualche anno – e quindi questo tipo di esperimenti sono stati ripresi. È un argomento complicato e spinoso e bisogna prepararsi e preparare l'opinione pubblica perché non è detto che sia un argomento che va giù liscio. Non si è più insensibili a queste tematiche perché, finalmente, abbiamo capito che ci riguardano in prima persona.

Ma c'è dell'altro, che ha a che fare con i nodi che verranno al pettine. Si sa, la vaccinazione protegge dalla malattia e riduce la circolazione virale. Due obiettivi essenziali in una fase di diffusione pandemica. Peccato che però i vaccini, anche a causa delle difficoltà logistiche di conservazione, trasporto e stoccaggio, siano disponibili per una piccola minoranza della popolazione globale e che il virus circoli indisturbato e libero in aree molto estese e contenenti zone sovrappopolate. È chiaro che la questione dell'equità e dell'accesso ai vaccini deve diventare prioritaria – anzi, deve diventare un'occasione per spingerci oltre la tecnologia vaccinale esistente per sfruttare appieno la potenza salvifica dei vaccini. Insomma, anche in questo senso il Covid può diventare un'opportunità. Una spinta per concentrarci sulla produzione e distribuzione di vaccini sempre più tecnologicamente avanzati e accessibili piuttosto che sulla creazione di virus sempre più letali.

Il futuro va costruito ora

6 aprile 2021

La scienza non può più nascondersi dietro un filo d'erba. Bisogna farsi coraggio e affrontare l'elefante che troneggia nei nostri dubbi sospesi a mezz'aria.

Mi riferisco alla verità implicita racchiusa nella missione dell'Oms a Wuhan per investigare sull'origine di Sars-Cov-2. L'essenza è questa: se l'Oms, oltre un anno dopo il fatto, decide di spedire un gruppo di esperti in Cina per cercare di stabilire che cosa è successo, un motivo c'è. E il motivo che serpeggia nel fondo è che è accettato e risaputo che in alcuni laboratori del mondo esista la tecnologia per alterare virus naturali più o meno innocui e trasformarli in stipiti virali potenzialmente pandemici. Esemplifico: l'ipotesi che Sars-Cov-2 possa essere figlio di un virus generato in laboratorio è ritenuta plausibile al punto tale da dover mandare una squadra di esperti a verificare cosa è successo in quel laboratorio. Vorrei accompagnarvi nei presupposti delle motivazioni dietro al metodo e non nel merito.

Questi esperimenti detti Gof (*Gain of function*, acquisizione di funzioni) mirano a far acquisire a virus naturali o di laboratorio alcune caratteristiche come la virulenza o la trasmissibilità per poi studiarne i meccanismi in sistemi di ricerca artificiali.

Da qui a dieci anni, se questa metodologia Gof diventasse oggetto di finanziamenti internazionali, vi sarebbe una proliferazione in tutti i continenti dei laboratori che possono di fatto creare virus potenzialmente pandemici. E la domanda che si pone spontanea è: vogliamo trovarci fra un decennio con migliaia di laboratori che sviluppano potenziali virus rafforzati? Più contagiosi o più letali, che rappresentano un rischio per l'umanità anche soltanto in quanto esistenti?

Vieppiù. La pandemia porta con sé l'urgenza di non ricadere negli stessi meccanismi che ci hanno resi vittime di questa catastrofe. Da un lato si dovranno trovare delle strategie di riduzione del rischio di salto di specie all'origine, ovvero ridurre al minimo quei contatti a rischio animale-uomo che sono il *primum movens* del fenomeno pandemico. Ma questo non può bastare. Dobbiamo arrivare ad avere vaccini per tutta la popolazione da produrre rapidamente e su larghissima scala. Ma ci siamo accorti che all'armamentario di vaccini che abbiamo sviluppato manca ancora un pezzo fondamentale. Per schiacciare definitivamente la curva di Sars-Cov-2 e soffocare Covid-19, e ancor di più per proteggerci da un futuro evento pandemico, dobbiamo avere vaccini «più agili». L'obiettivo nel medio termine è quello di fare arrivare i vaccini contro Covid-19 a tutta la popolazione mondiale, anche per ridurre l'emergenza di nuove varianti. Ma la vera rivoluzione del futuro sarebbe vaccinare tutti prima che si sviluppi la prima ondata pandemica. Per arrivarci dobbiamo essere coraggiosi adesso, e spingere il potenziale dell'immunizzazione al suo limite estremo cambiando sostanzialmente una variabile. Ci vuole una strategia che si basi sull'abbandono (finalmente) della catena del freddo per conservare, distribuire e somministrare i vaccini. Un mondo totalmente interconnesso deve capire che i vaccini del futuro dovrebbero essere recapitabili per posta e autosomministrabili. Niente file, niente chiamate, niente viaggi in tanta malora per questa puntura salvavita. Dobbiamo intraprendere una strada di ricerca che ci porti un mantello di protezione, che funzioni sia per oggi sia per domani ma che incarni un cambio di direzione.

Parlo di rendere i vaccini esistenti stabili a temperatura ambiente e ricercare delle nuove soluzioni tecnologiche che ci permettano di abbandonare la catena del freddo. Avere vaccini che non richiedono -70, -20 o anche +4 °C per lo stoccaggio, la distribuzione e la somministrazione rivoluzionerebbe davvero le nostre potenzialità di erogare prevenzione. Anche negli angoli del mondo che non hanno accesso all'elettricità si potrebbe avere accesso ai benefici di questa pratica salvifica.

La domanda che ci dobbiamo porre mentre queste due tematiche scorrono silenziose e inosservate e noi siamo distratti a gestire l'ordinaria amministrazione della pandemia è chiara. Affrontare il rapporto rischio-beneficio di moltiplicare i laboratori che possono generare virus con potenziale patogeno rafforzato oppure spingersi nell'immaginare un mondo che grazie a Covid-19 avrà presto vaccini in formato cerotto, spray, chip che possono arrivare a destinazione anche senza un involucro gigantesco e refrigerante, che a oggi si è mostrato uno dei principali colli di bottiglia della logistica?

Si tratta solo di pensarci bene e di scegliere, perché questo dibattito plasmerà il futuro delle nostre società e proprio per questo motivo al tavolo ci devono stare tutti. Di soldi per la ricerca non ce n'è mai abbastanza, e prima che sia troppo tardi riflettiamoci bene perché questo momento di consapevolezza non ripasserà fino alla (ahimè) prossima pandemia.

Insomma, in futuro vogliamo investire sul potenziamento dei virus o dei vaccini?

Il virus è fuggito da un laboratorio? Nella storia è già successo. E ora servono regole

27 giugno 2021

Credo che sia giunto il momento di passare una lente di ingrandimento su una faccenda che è sulla bocca di molti e nei pensieri di tutti. L'ipotesi che Sars-CoV-2 abbia innescato una pandemia attraverso una falla nel sistema di biosicurezza del laboratorio di Wuhan.

Inizio con una evidenza di cui non si parla. Le fughe di laboratorio di virus patogeni si sono verificate da quando esistono i laboratori. Hanno riguardato molti virus umani e animali. Il caso più misterioso fu l'ultimo episodio di vaiolo nel 1978 in Inghilterra. Il vaiolo era stato sostanzialmente eradicato dieci anni prima con un ultimo caso in Somalia e si riteneva ormai una piaga sconfitta. Janet Parker, una fotografa biomedica di Birmingham, lavorava al piano di sotto del laboratorio nel quale si mantenevano ceppi di vaiolo, si infettò, contagiò alcune altre persone e morì. Si suppone che il virus del vaiolo fosse entrato nelle condotte di aerazione, ma ciò non fu provato. Il direttore del laboratorio si suicidò.

Nel 1977 apparve sullo schermo radar dei virologi di tutto il mondo, nonché in alcuni pazienti ammalati, un ceppo influenzale in Russia, la cosiddetta «influenza russa», che è poi risultata essere figlia di un virus manipolato in laboratorio per crescere a temperature più basse, con lo scopo di produrre un vaccino vivo attenuato.

Nel 2005 – fortunatamente senza alcuna conseguenza – sono state distribuite dai Cdc americani (Centers for Disease Control and Prevention) seimila confezioni reagenti contenenti un virus influenzale H2N2 che non era stato propriamente inattivato, e quindi era potenzialmente infettivo e capace di innescare una pandemia.

Un'emergenza sanitaria senza precedenti si è verificata nel Regno Unito nel 2001 in seguito a una epidemia di afta epizootica che ha causato l'abbattimento di milioni di capi e sconvolto il Paese riempiendolo di pire di carcasse di animali a unghia fessa. Ebbene, pochi anni dopo un'altra epidemia – di portata minore, ancora in Gran Bretagna – si ritiene sia stata causata da un virus sfuggito alle misure di biosicurezza di laboratorio.

Quindi spero di aver fugato ogni dubbio: il rischio zero non esiste neanche qui. Le fughe di laboratorio accadono sia con virus naturali sia con virus modificati artificialmente, ed è anche per questo che dei ceppi virali dei virus eradicati (vaiolo e peste bovina) è stata ordinata la distruzione con l'autoclave.

La lente di ingrandimento non mi serviva per convincervi di questo, ma per porre un'altra prospettiva. Per mettere a fuoco un punto nel futuro, quello che riguarda gli esperimenti Gof (*Gain of function*). Questi sono esperimenti di manipolazione di laboratorio (non necessariamente genetica) che fanno acquisire (*gain*) a un virus naturale alcune caratteristiche (*function*). Ad esempio rendere il virus naturale più trasmissibile. Oppure renderlo più invasivo o modificare le sue affinità. Come renderlo «neurotropo», ovvero più efficace a colonizzare il sistema nervoso. Ecco, di questo tipo di esperimenti e della loro pericolosità si parlò molto nel 2012 in seguito ai risultati di studi condotti in parallelo su virus dell'aviaria H5N1 in Usa-Giappone e nei Paesi Bassi. Furono generate, attraverso una serie di manipolazioni genetiche di virus influenzali, delle varianti virali altamente patogene e nel contempo molto trasmissibili. Ci si pose allora la domanda se questi studi non dovessero essere sospesi perché troppo rischiosi per la salute pubblica e ne seguì una moratoria, che oggi è decaduta e quindi sostanzialmente gli scienziati sono liberi di fare queste ricerche se approvate dalle autorità competenti.

Il nocciolo della questione odierna non riguarda noi adesso, ma si proietta nei prossimi anni. Il motivo per allungare lo sguardo è che dobbiamo ricordarci che le tecniche di manipolazione genetica sono sempre più diffuse e semplici da utilizzare. E quindi questo è un problema a cui bisogna pensare in prospettiva. Se non interveniamo adesso, potremmo immaginare centinaia se non migliaia di laboratori sparsi per il mondo che conservano e manipolano virus che hanno potenziale pandemico. In questo momento è assolutamente necessario che la società civile e le istituzioni insieme alla comunità scientifica si occupino di questo tema coinvolgendo nel dibattito non solo scienziati ma un arcobaleno di prospettive che vanno dall'etica al rischio bioterroristico, alle inevitabili fughe di laboratorio – oltre alla sacrosanta libertà di ricerca. Una non banale valutazione costi-benefici.

il punto centrale

Dopo mesi di osservazione sulle mille polemiche che incendiano il dibattito pubblico succede sempre che alla fine il vero nodo centrale scivola alla periferia delle priorità. Credo che ancora oggi valga la pena di ricordare che il punto di rottura che dobbiamo tenere a fuoco è il sovraccarico degli ospedali che si deve in ogni caso evitare per scongiurare altri episodi come quello di Bergamo nel 2020. Spesso il paziente italiano che entra in ospedale, e che si aspetta di essere curato al massimo degli standard con cura e competenza, non si pone il problema del costo del suo ricovero. È scontato che dopo essere stato curato al meglio, l'ex paziente saluti e ringrazi e non pensi affatto ai costi vivi dell'«operazione ricovero», soprattutto in un momento come questo.

Non c'è quindi l'angoscia che si legge negli occhi di chi deve pagare di tasca propria oppure con il sostegno di una assicurazione. Non c'è lo smarrimento vero di chi ha paura di non essere curato.

Il problema dei no-vax è reale: vi sono milioni di persone adulte che non intendono vaccinarsi, cioè non intendono avvalersi dello strumento fornito dalla comunità scientifica e dallo Stato per prevenire una ospedalizzazione. Prevenire vuol dire che si evita un fenomeno. Evitare una ospedalizzazione equivale a un risparmio per il Servizio sanitario nazionale. Curare invece prevede l'uso di personale, medicine, esami diagnostici, presidi sanitari – insomma, ha dei costi vivi che sono inevitabili e che non si possono negare a nessun malato. Ma i cittadini non sanno nulla di questi meccanismi e non sanno nulla di questi costi vivi, e invece io credo che sia importante dare un valore numerico ad alcuni servizi, anche usando una provocazione urticante.

I ricoveri evitabili e il senso della misura

21 luglio 2021

Che brutto momento. Le voci incontrollate sulle proprietà trasformate della variante Delta si oppongono all'esercito di illusi che credono che questa crisi sanitaria scomparirà per miracolo spazzata via dai venti estivi. Già, perché se così non fosse, appena si ricomincia a frequentare di più i luoghi chiusi invece degli spazi aperti il nostro Sars-CoV-2 si troverà nella condizione di nuocere ancora alla nostra salute e alla nostra economia.

L'efficacia dei vaccini

Ricapitoliamo gli ultimi sei mesi: abbiamo iniziato e portato avanti una campagna vaccinale con risultati straordinari. I vaccini di nuova generazione, messi a regime, hanno praticamente azzerato le morti in tutti i Paesi che sono riusciti a immunizzare le fasce a rischio ospedalizzazione. La scienza ha fatto il suo dovere. I vaccini funzionano e i dati raccolti indicano che sono molto più sicuri di qualsiasi altro vaccino utilizzato sino a oggi. I grandi numeri parlano chiaro: il rischio di subire i danni che il virus può provocare anche in soggetti che sviluppano la forma asintomatica è di gran lunga maggiore degli eventuali effetti associati alla vaccinazione. I dati di tutti i Paesi occidentali sono concordi: i nuovi vaccini registrati presso le autorità Ue e Usa sono pienamente efficaci nei confronti della forma grave provocata dalle varianti esistenti. Ma cosa possiamo volere di più?

«Ma io anche no.»

Vi ricorderete che all'inizio, anche nei Paesi occidentali, il vaccino non si trovava e sembrava che ce l'avrebbero fatta solo gli americani. Adesso che ce n'è in abbondanza per noi europei (a neanche otto mesi dalla produzione del primo flacone), c'è una parte di noi che fa i capricci. Non parlo degli estremisti, di quelli che mai e poi mai si farebbero inoculare un preparato biotecnologico come un vaccino (o come molti fermenti lattici o l'insulina, peraltro) perché temono di diventare creature geneticamente modificate. Sto parlando di quelli che fra chiacchiere da bar, cose sentite in tv e una sana dose di egoismo miope, oltre che insopportabile, si sono trasformati in dei convinti sostenitori del «ma io anche no» e stanno creando i presupposti per un altro inverno di chiusure e di ambulanze a sirene spiegate, di esami di screening o controllo oncologico posticipati, che si porteranno via ancora vite oltre ad aggiungere dolore e sofferenza a questi anni durissimi. Decine di migliaia di euro.

Ma davvero. Basta pensare che tanto a me non (mi) viene, basta voltarsi dall'altra parte mentre i nuvoloni si caricano di pioggia e di tempesta. Basta credere che ci penserà qualcun altro a vaccinarsi e che ci si può sentire esonerati o giustificati da un atto di responsabilità civile che serve a fermare l'emorragia di vite ma anche di soldi dal nostro sistema sanitario. Perché c'è anche un aspetto che sfugge ai più. Ogni malato di Covid ricoverato in terapia intensiva o subintensiva costa decine e decine di migliaia di euro. I pazienti Covid del nostro recente passato – il mondo prima dei vaccini – hanno gravato inevitabilmente, loro malgrado, sulla sanità europea in termini di centinaia di milioni di euro. Le vittime di oggi, e dei tempi a venire, saranno individui che non hanno iniziato o completato il ciclo di vaccinazione. In altre parole, sono solo i non vaccinati a finire in ospedale. E a prescindere dall'età anagrafica saranno soltanto i non vaccinati a incidere sul bilancio degli ospedali.

Ma allora ai non vaccinati per scelta – ovvero coloro che rifiutano di assumere una misura di salute pubblica necessaria a tenere l'emergenza sotto controllo, e di conseguenza uno strumento essenziale per mantenere in equilibrio il Sistema sanitario nazionale – si potrebbe immaginare di proporre una piccola franchigia, per non dire ticket, in caso di ricovero Covid che vada a coprire almeno i costi «non sanitari» dell'ospedale: letto, biancheria, mensa, servizio di pulizia, utenze. In cambio della libertà di scegliere se vaccinarsi o no, si potrebbe chiedere un piccolo contributo rispetto al costo totale del ricovero in terapia intensiva. Si tratterebbe soltanto di 1000-2000 euro al giorno. Sì, al giorno. Il resto, ovvero i costi di infermieri, medici, medicine e altro necessario alla cura, sarebbero esclusi dal computo perché quelli ce li passa lo Stato. Per ora, e fintanto che il sistema non finisca dissanguato.

L'ARCOBALENO

il coraggio di non avere paura

Siamo a un giro di boa, se sia un'inversione di rotta definitiva lo vedremo ma bisogna riconoscere questa nuova fase. È finita? No. *Si è trasformata, sì. E a dire la verità ci siamo trasformati anche noi. Sappiamo come fare. Abbiamo forzatamente imparato tante cose, dalla tipologia di mascherine esistenti alla funzione del saturimetro. La scienza ci ha poi dato le armi per fare la guerra a questo virus che erode la nostra salute e la nostra pazienza e si ingoia anni di vita d'argento. È per questo che bisogna avere il coraggio di non avere paura e aprire gli occhi ben bene per accorgerci di ciò che significano i cambiamenti ormai radicati nella nostra vita, che gira su presupposti impensabili fino a qualche anno fa. Dobbiamo accorgerci e fare sintesi di quello che è successo intorno a noi mentre eravamo occupati a gestire gli affari nostri e a fare i conti con le regole imposte, e spesso incomprensibili, di una emergenza pandemica. È questa la spinta. Dopo lo stupore pandemico e il solco pandemico c'è la spinta. La meraviglia e la trasformazione. Dobbiamo capire che il solco è alle nostre spalle e che a questo punto non si può tornare indietro, a come eravamo prima. Quello che è successo può diventare molla del cambiamento. Le nostre vite, i nostri rapporti personali, le nostre aspirazioni sono cambiate. Non facciamo finta di niente! Andiamo con la consapevolezza che la responsabilità individuale, la collaborazione internazionale e la protezione del pianeta nella sua globalità sono le nostre risorse per impostare le cose in maniera diversa.*

Solo grazie alla visione di insieme potremo prepararci al futuro

22 novembre 2021

Più o meno sono passati due anni. Si parla di circa metà novembre 2019 quando Sars-Cov-2, ancora privo di nome di battesimo, ha iniziato a infettare qualche umano. Poi, seguendo le formule del contagio amplificate dalla mobilità delle persone in una delle zone più popolate del mondo, nel giro di qualche mese ha invaso tutto il pianeta, lasciandoci increduli, sgomenti e soli.

Non voglio qui ripercorrere la scia di morte e sofferenza, di panico e di smarrimento che ci ha soffocati in questi lunghi mesi nei quali siamo stati intrappolati fra i piccoli passi dell'incertezza. Sì, eravamo a mani nude a combattere contro un essere molto più che invisibile, inconcepibile, inimmaginabile. Un nemico vero. Si sa, se il mostro lo guardi in faccia fa meno paura, ma qui c'è poco da guardare in faccia, specialmente se non hai un microscopio di quelli potenti.

Io vi vorrei gridare sottovoce che la scienza, che si anima di ricercatrici e ricercatori dedicati e indefessi che lavorano su un crinale che divide il noto dall'ignoto, ci ha dato risposte, vere ed efficaci. I vaccini hanno posto l'argine alla malattia grave e alla morte, hanno fatto di più, hanno prevenuto, in molti, moltissimi di noi, che il virus lasciasse il segno, un graffio in qualche organo o apparato. Ma c'è dell'altro, abbiamo adesso anche i farmaci, le medicine che curano: quelle che sono in grado di disinnescare una replicazione virale massiccia – come quella che si osserva all'insorgere della malattia clinica. Sappiamo che certe cose non dobbiamo farle, perché il virus è in circolazione e quindi nei luoghi chiusi o affollati bisogna ancora portare l'odiosa mascherina.

Sappiamo anche che chi non si è vaccinato si potrà ammalare, anche gravemente. E delle due l'una: all'incontro fatidico con il virus o si immunizzerà oppure soccomberà. Ma adesso, e senza sottovalutare la difficoltà del momento, bisogna cambiare passo. Abbiamo proprio un esercito di strumenti e di comportamenti per lasciarci il grosso del peso alle spalle e vivere in maniera più consapevole. Sì, perché adesso non è come allora che eravamo a mani nude, adesso gli abbiamo costruito intorno un recinto. Ma essendo Sars-Cov-2 una potenza della natura, noi quel recinto dobbiamo mantenerlo e possiamo farlo solo se manteniamo alta l'immunità con il richiamo e ci teniamo alla larga da posti affollati al chiuso che sono luoghi di amplificazione del contagio.

Si abbassano i sipari sui grandi eventi del 2021 che hanno avuto un'anima italiana: il G20 e Cop26, la Conferenza delle Nazioni Unite sugli eventi climatici svoltasi a Glasgow. E qual è il messaggio che emerge prepotente da questi due grandi eventi? Che andare avanti così non si può. La pandemia ha scosso i sistemi e fatto emergere delle fragilità insostenibili come l'accesso globale ai vaccini. L'emergenza climatica è prepotentemente urgente, e lo sapevamo da prima di Glasgow. È questo un momento di grande ripensamento che si anima delle molte nuove consapevolezze che riguardano l'individuo, la comunità, la società. C'è bisogno adesso di chiudere bene il Covid nel recinto ma anche di guardare avanti, prima verso un Natale prudente, ma poi verso le grandi sfide che la pandemia ci sta svelando. E che non possiamo proprio più ignorare.

la scienza ha bisogno di aiuto

Aprire gli occhi, si diceva. Ma cosa c'è oltre il solco pandemico? Cosa c'è oltre la sponda di levante di quel solco così profondo, faticoso e intenso? C'è appunto la spinta che ci porta fuori e ci fa vedere un mondo trasformato. Ci dà forza per alzare lo sguardo e guardare oltre.

Ecco, fra le tante cose che la pandemia ci ha insegnato c'è che la scienza da sola non basta. Offre delle soluzioni, certo, ma non basta. È come se la scienza fosse andata troppo avanti e avesse lasciato indietro tante persone che adesso non ci si ritrovano, non capiscono, non si fidano. Nelle fasi più critiche di una emergenza sanitaria, avere delle forze contrapposte a quelle che promuovono le misure di sanità pubblica è molto pericoloso ed è sicuramente fonte di guai. E proprio per questo il fenomeno della contrapposizione antiscientifica e dei suoi meccanismi di amplificazione necessita di essere compreso e combattuto, soprattutto costruendo ponti interdisciplinari. Si devono creare nuovi linguaggi per permettere alle discipline di connettersi, si devono inventare nuove parole che rappresentano la sintesi interdisciplinare – come ad esempio la tanto pericolosa infodemia.

La pandemia si è abbattuta come uno stress test sulle nostre vite e sui sistemi complessi in cui operiamo. La spinta è quella che ci permetterà di ideare e compiere le scelte innovative e coraggiose che sono diventate irrinunciabili.

La scienza da sola non basta

8 dicembre 2021

Che sarebbe stata una faccenda lunga era chiaro dall'inizio. L'endemizzazione è il punto di arrivo nel quale il virus circola sottotraccia nella popolazione colpita e deve essere l'obiettivo raggiunto nel più breve tempo possibile. Infatti questo passaggio da «pandemico» a «endemico» rappresenta il punto di scavallamento dal quale parte il vero giro di boa. Sì, perché rappresenta l'equilibrio fra un virus, fino a poco tempo prima sconosciuto ai testi di virologia e al sistema immunitario, e la nuova specie infettata: *Homo sapiens*. È questo il punto di svolta che incasellerebbe il Covid assieme a orecchioni e morbillo, di cui i casi di malattia conclamata nei Paesi che vaccinano sono pochissimi. Questi virus circolano ma rarissimamente nei Paesi occidentali riescono a bucare l'immunità di popolazione.

Anche i vaccini contro il Covid hanno contribuito all'endemizzazione, in nostro soccorso sono intervenuti in tempo record dei vaccini bioingegnerizzati che ci hanno permesso di ridurre significativamente la trasmissione e risparmiare il 90% dei ricoveri. Sono vaccini supersicuri perché sostanzialmente privi di effetti collaterali e molto efficaci nella prevenzione anche della malattia clinica causata dalla variante Omicron (per quello che appare oggi dagli ultimi dati sudafricani). In seconda battuta abbiamo i farmaci antivirali, gli anticorpi monoclonali e protocolli terapeutici rodati e consolidati. Insomma, il cittadino ha chiamato e la scienza, con una rapidità sorprendente, ha risposto con soluzioni reali ed efficaci.

Però siamo qui con mezza Europa che trema e impone regole inimmaginabili fino a ieri. Perché siamo ridotti così, con la percezione di essere sull'orlo di un nuovo baratro evitabile? Perché ci sono, nel mondo occidentale, alcune persone che non vogliono usare gli strumenti biomedici sviluppati e validati dalla comunità scientifica internazionale per prevenire la comparsa della malattia. Si parla di circa un terzo di cittadini europei ancora da vaccinare e di un certo scetticismo che sta fiaccando la raccomandazione a fare il richiamo, anche in Italia.

Questa è certamente una delle scoperte più importanti che la pandemia ci ha svelato. Alcuni Paesi europei, molto più che l'Italia, non sono riusciti a convincere i propri cittadini a vaccinarsi e il mezzo argine che è stato messo su grazie a chi si è vaccinato rischia di non tenere all'ondata autunnale. Ed è così che una emergenza che potrebbe essere completamente sotto controllo se ci fossero coperture del 90% continuerà a scalciare doppiette a cui seguiranno dei picchi emergenziali. Ricominceremo con l'ascia delle misure restrittive sulle vite europee oltre che sull'economia e sulla prosperità di cui tanto si parla.

Surreale. È davvero surreale che le soluzioni per arginare l'entità della catastrofe ci siano ma le stesse – chiaramente salvifiche – siano ignorate o peggio rifiutate da circa cento milioni di europei. Se questo è lo specchio di come le persone si occupano della propria salute, è chiaro che anche qui c'è tanta strada da fare. Certo è che negli studi futuri che riguardano la preparazione e la reazione a fenomeni epidemici o pandemici, sarà essenziale una più stretta collaborazione fra le scienze naturali e biomediche con quelle sociali, oltre che sviluppare una osmosi e una più ampia permeabilità alle discipline umanistiche in generale. Forse sarà perché la pandemia è un fenomeno di insieme che si rendono più evidenti le complessità dei nuovi problemi che per loro natura devono essere affrontati in maniera multidisciplinare.

Insomma, si possono avere vaccini sempre migliori, ma se le persone li rifiutano anche i migliori prodotti non funzionano, e la tanto agognata endemizzazione si sposta ancora qualche anno più in là. Il vaccino c'è, ma il risultato no.

l'inizio del macrociclo

Forse adesso non ci sono più dubbi, con l'arrivo di Omicron ci si è finalmente convinti che Covid-19 per-davvero-per-davvero non andrà via e che dovremo abituarci a convivere con questo virus che un bel giorno, in circostanze che restano da chiarire, ha deciso di infettare delle nuove specie animali tra cui Homo sapiens.

Il bersaglio mobile

7 gennaio 2022

L'inizio dell'anno è una buona occasione per fare delle sintesi sul passato e proiettarsi nel futuro e così qualche giorno fa sono andata a farmi un giro sulla mia stella per vedere le cose con un po' di prospettiva e distacco. Siamo ormai dentro questo incubo, figlio di un evento raro, imprevedibile nei tempi e nei modi – ma assolutamente atteso – da oltre 700 giorni e 700 notti. Siamo passati dall'incredulità alla disperazione, alla paura e poi alla rabbia, e adesso siamo qui che immaginiamo l'ombra proiettata di Omicron sul nostro futuro, ed è tutto ridiventato così grigio e triste che quell'ombra allungata ci sembra infinita.

Facciamo qualche passo indietro. L'11 gennaio di due anni fa è stata pubblicata la sequenza di un virus patogeno per l'uomo e per alcuni altri animali che fino ad allora era completamente sconosciuto. In che senso sconosciuto? Nel senso che non se ne sapeva nulla: quali specie infettasse, per che via si trasmettesse, quali organi colonizzasse, se colpisse più gravemente le donne o gli uomini, i bambini o gli adulti. Nulla. Zero. Non esisteva alcuna letteratura scientifica in merito.

Dopo un anno di sacrifici durissimi nei quali abbiamo applicato quelle misure che si erano capite già nel Quattrocento con l'istituzione dei lazzaretti, sono arrivati i vaccini, e ancora, gli anticorpi monoclonali, i farmaci antivirali e i protocolli terapeutici. Insomma, con questo mosaico di soluzioni create ex novo dai network di ricerca internazionali, non si dovrebbe morire più di Covid e le aspettative purtroppo illusorie erano di potercelo lasciare alle spalle con l'arrivo del 2022.

E i numeri invece salgono. Salgono così tanto da dover cambiare la scala di riferimento. In Usa si è persino superata la soglia di un milione di contagi al giorno. Omicron vola veloce come il vento e grazie alla sua contagiosità ci darà filo da torcere. È una questione di numeri. Ci possiamo consolare riconoscendo che per ora non sembra avere i denti affilati, piuttosto i dentini da latte. E poi c'è dell'altro: almeno in Italia, dove i tassi di vaccinazione sfiorano il 90%, Omicron si appoggia su una popolazione che non è più vergine (e quindi completamente vulnerabile), ma grazie sia alla vaccinazione sia all'infezione naturale il virus lo ha conosciuto e quindi sa come difendersi.

E allora vuol dire che siamo all'inizio della fine, mi domanderete. Io vi posso dire che il Covid nelle sue forme attuali e nelle varianti che certamente verranno terrà compagnia a noi *Homo sapiens* e a tante altre specie animali per molti anni. Curiosi i casi negli ippopotami dello zoo di Anversa, e invece sorprendente e preoccupante che oltre il 30% dei cervi selvatici di cinque Stati americani sia positivo al Covid. Siamo, ahimè, all'inizio di un macrociclo che potrebbe durare centinaia di anni, basta guardare come si è comportato il morbillo negli ultimi duemila anni, dopo aver fatto il salto di specie dal bovino all'uomo. La verità emergente è che siamo interconnessi con gli altri abitanti del pianeta anche attraverso la circolarità delle malattie e quindi della salute.

La novità è che Omicron si avvia a diventare un nuovo sierotipo di Sars-CoV-2. Che cosa significa questo? Significa che è sufficientemente distante dal ceppo originale di Wuhan e dai suoi immediati discendenti per evadere una parte della risposta immunitaria. Ultrasemplificando, è come se in questi due anni il «cugino Omicron» si fosse fatto crescere capelli, barba, baffi e avesse indosso sempre gli occhiali da sole in modo tale che la camera del telefonino e gli algoritmi di riconoscimento facciale non lo riconoscessero più come alpha, gamma o delta. Infatti non lo è: è Omicron. Un virus con il turbo. Ecco uno dei motivi per cui anche i plurivaccinati si infettano di più rispetto a prima: perché questo è un virus diverso, cambiato sia dentro sia fuori, e che per forza di cose impareremo a conoscere.

In due anni però siamo cambiati anche noi, sia dentro che fuori. Siamo stanchi, stufi ed esausti di rincorrere qualcosa che appare inafferrabile. In questo mare di incertezze legate non solo all'evento pandemico, ma anche e soprattutto alle molte, moltissime variabili legate agli aspetti di gestione dell'emergenza, abbiamo una certezza. Che come abbiamo fatto con altri virus quali il morbillo, oppure l'Hiv, con questo Sars-CoV-2 e i suoi innumerevoli discendenti dovremo conviverci a lungo e applicare al meglio le nostre conoscenze e le precauzioni del caso. Quest'ultimo, ovviamente, in continua evoluzione.

una domanda

Invece di chiudere con un epilogo consolatorio o rassicurante chiudo con una domanda che nasce da quello che abbiamo vissuto e che ha stravolto le nostre vite.

Adesso che possiamo guardarci alle spalle con molti elementi in più rispetto al gennaio 2020, perché abbiamo scoperto e capito delle realtà che avevamo ignorato fino a quel momento. Abbiamo d'improvviso scoperto che non avevamo contezza di alcune dinamiche globali. Non avevamo fatto mente locale che – così come ci può essere un effetto domino nei mercati finanziari – ci potesse anche essere un effetto domino che ha origine dal mondo naturale di cui siamo parte, e di cui siamo stati invasori e distruttori e troppo poco guardiani.

Abbiamo ripercorso le tappe più significative di questi due anni di lotta alla pandemia, di scontro con un nemico insidioso dal quale però abbiamo imparato molto. Forse – nella migliore delle ipotesi – quello che ci ha insegnato ci servirà per salvare il pianeta. Di certo non possiamo più tornare quelli di prima.

In questi anni abbiamo trovato molte risposte a domande che non ci eravamo posti, abbiamo sgombrato il campo da alcune incertezze e dobbiamo rivedere le nostre priorità.

Quella con cui vorrei lasciarvi è invece una domanda.

Ma Homo sapiens *si è comportato davvero da* sapiens?

L'arcobaleno c'è.
La pandemia vista da una stella

Maggio 2020

Costellazione del Leone, 10h21m55s+6°30'02"

Sapete, io ho la mia stella, un regalo inconsueto ma speciale, e ogni tanto mi affaccio da lì. Mi diverto a guardare la Terra da lontano, con in tasca un piccolo binocolo che mi permette di osservare meglio ogni angolo del nostro pianeta: dall'Italia che è casa mia agli Stati Uniti che lo sono diventati, dalle zone più remote del globo ai laboratori dove gli scienziati lavorano senza sosta. Si dice che il battito d'ali di una farfalla in Cina possa provocare una tempesta dall'altra parte del mondo: che fosse vero lo sapevo già, ma dalla mia stella questo è un concetto tanto chiaro quanto inevitabile, e la pandemia che ci ha travolto sembra volerlo ricordare a ciascuno di noi ogni giorno, con una semplicità disarmante. E del resto come potrebbe essere diversamente per *Homo sapiens-globetrotter* del Ventunesimo secolo? Dalla mia stella, però, non vedo solo distruzione e devastazione ma anche le grandi opportunità che un gigantesco evento trasformazionale come quello che stiamo vivendo porta con sé; del resto sono millenni che *Homo sapiens* si evolve e si reinventa, sono sicura che anche in questo caso saremo in grado di fare lo stesso, se solo apriremo bene gli occhi e avremo il coraggio di fare un po' di autocritica.

Dalla mia stella, laggiù metto a fuoco un punto non ben definito dell'Asia: una foresta popolata da serpenti, rane, scorpioni, pipistrelli e chissà quali altre strane bestie, un posto dove gli umani non sono autorizzati a mettere piede e gli animali da millenni regnano sovrani e indisturbati. Vedo degli uomini violare le leggi sacre della natura ed entrare nella foresta per trafugare alcuni esemplari delle specie che la abitano per portarli al mercato degli animali di Wuhan, capitale della provincia cinese dell'Hubei. Caro *Homo sapiens*, ma non hai ancora imparato che forzare la mano con la natura non conviene mai? Un po' più in là il mercato degli animali – lo chiamano così ma in verità somiglia più a un vero girone infernale – è umido, sporco e c'è sangue dappertutto. Scorpioni e cavallette secche, pipistrelli, cani e gatti, rane, scarafaggi e altre creature sono rinchiusi in gabbie vecchie e sporche, in attesa di essere macellati e venduti. E proprio in questo luogo putrido, maleodorante e a migliaia di chilometri da noi occidentali, Madre Natura decide di fare il suo corso riuscendo in un'impresa non banale: trasmettere un virus dal mondo animale all'uomo, infettandolo. Ben arrivato, paziente zero, il terzo caso in diciassette anni di salto di specie di un coronavirus dal pipistrello all'uomo tramite un altro ospite.

Metto a fuoco un po' più in là: siamo in un ospedale di Wuhan, mi guardo intorno ed è pieno di gente con sintomi più o meno gravi, sono malati ma non si capisce di cosa. Quando i medici realizzano che si tratta di un'infezione altamente trasmissibile purtroppo è già tardi: Wuhan è una città che conta circa undici milioni di abitanti, con un aeroporto da cui ogni giorno partono centinaia di voli e sono migliaia le persone che oggi hanno preso un aereo, portando con sé il virus e accendendo nuovi focolai dappertutto. Il dado è tratto, *no going back*. Se solo fosse accaduto cinquant'anni fa sarebbe stato tutto diverso, basta pensare alla famosa Spagnola, che a inizio Novecento ci mise anni a fare il giro del mondo. Non era meno grave dell'attuale pandemia, ma allora un virus non poteva salire su un aereo, oggi invece sì. Il coronavirus rappresenta in un certo senso il lato oscuro di un mondo globale, dove niente è impossibile per l'uomo, e nessun posto è lontano e irraggiungibile, di un sistema così totalmente interconnesso da non lasciare spazio di manovra per gestire un'emergenza sanitaria come quella che stiamo vivendo. Uno dei miei mantra è *every cloud has a silver lining*, ovvero «ogni nuvola ha una cornice d'argento» e non bisogna neanche sforzarsi tanto per vederla. A qualcuno potrà sembrare strano, ma continuo a pensarlo anche in questo momento, perché della pandemia di certo vedo l'energia distruttiva ma anche, e altrettanto forte e dirompente, quella generativa: in quello che possiamo senza dubbio definire un evento trasformativo epocale, oltre alla devastazione riesco a scorgere un grande numero di ramificazioni positive e di opportunità da cavalcare. Del resto i «cigni neri» sono avvenimenti rari, imprevedibili e con un impatto colossale, in grado di generare rivoluzioni inaspettate e talvolta sorprendenti, nel bene e nel male. E per questo costituiscono sempre un momento di reset totale. Sono bastate poche settimane di lockdown per far esplodere la natura in tutta la sua potenza: ci siamo messi da parte noi e lei in tempi record si è ripresa il ruolo di protagonista assoluta. Significa forse che l'assenza di azione e di movimento degli uomini la stanno facendo rinascere a nuova vita? In parte sì, ed è inconfutabile: l'aria è cristallina, i mari si ripopolano, intorno a noi ci sono animali che non si vedevano in giro da tempo, abituati a stare al riparo dalla presenza umana. Sembra proprio che Madre Natura ci stia ricordando in modo semplice che non siamo «altro» da lei e che la salute del pianeta, della fauna e dell'uomo fanno parte di un unico sistema circolare che ci vede immersi nel medesimo ambiente, di cui siamo parte integrante. E ci sta dicendo una cosa importante a cui non pensiamo quasi mai: la natura continua a prevalere sulla scienza e sfidarla non conviene a nessuno, nemmeno all'evolutissimo *Homo sapiens*.

La cornice d'argento più luminosa? È la finestra di opportunità per la scienza di riprendersi un ruolo centrale nella società. Una delle grandi rivoluzioni che stiamo vivendo riguarda proprio la scienza, perché negli ultimi mesi il suo ruolo nella vita delle persone è cambiato radicalmente. Oggi tutti vogliono sapere, vogliono capire cosa sta accadendo e farsi un'opinione, conoscere il significato di parole fino a poco fa ritenute totalmente prive di interesse. «Anticorpi», «tampone», «vettori», «dosi infettanti», «Rna», «coronavirus» sono alcuni dei termini entrati nel linguaggio di uso comune anche nella società civile, che sembra proprio aver realizzato di essere poco preparata o comunque poco solida su questi temi. E del resto non può che essere così dato che, incredibile ma vero, in Italia quasi non esiste una formazione scientifica di base per chi non intraprenda studi specifici. Le conseguenze sono sotto gli occhi di tutti. Vi è un analfabetismo scientifico che rende la stragrande maggioranza della popolazione incapace di scegliere il meglio per la propria salute e ne fa un bersaglio perfetto di fronte alla montagna di fake news da cui siamo colpiti ogni giorno. Se non sappiamo nemmeno come è fatto un corpo umano, come possiamo avere cura del nostro benessere e di quello del pianeta? Forse è il caso di dire che non rispettiamo abbastanza la scienza e quindi la scienza ci sta ricordando che la dobbiamo rispettare.

Ma c'è di più: in questa improvvisa riscoperta del mondo scientifico, con il pensiero siamo entrati tutti nei laboratori e stiamo imparando che non sono luoghi misteriosi lontani anni luce dalla vita reale, popolati da strani individui impegnati in esperimenti di cui non capiamo il senso. Siamo appesi alla scienza in attesa di un vaccino grazie al quale, forse, potremo riprendere la nostra vita, e sembra proprio che nessuno nutra più dubbi sulla centralità della ricerca. Per noi che alla ricerca dedichiamo la vita è un momento magico: mai come ora abbiamo il dovere di far capire al mondo che la scienza riguarda tutti, è patrimonio di tutti, e che fare scienza richiede impegno e dedizione, passione e determinazione. Sembrano averlo capito anche i media, che ai temi di salute e medicina hanno sempre riservato molto meno spazio che al calcio o al gossip, e che oggi vivono di notizie legate alla ricerca. Ci auguriamo che continuino così anche quando l'emergenza sarà passata perché, se ancora non fosse chiaro a qualcuno, sarà la scienza a salvarci – lo stiamo vedendo in questi mesi – e dobbiamo restituirle il ruolo che si merita. Per farlo non basta parlare ai seminari, nelle università o alla ristretta cerchia degli addetti ai lavori. Bisogna osare: noi scienziati dobbiamo mischiarci e fare in modo che le nostre voci siano comprensibili a tutti e che le persone si emozionino di fronte alla scienza. *Emozionarsi di scienza*, ecco cosa mi piacerebbe cominciasse ad accadere. In questo senso, con il mio gruppo di lavoro ce la stiamo mettendo tutta e già in tempi non sospetti, ben prima che il coronavirus diventasse l'elemento centrale delle nostre esistenze, abbiamo dato vita, fra gli altri, al progetto #BeautifulScience, insieme ad Andrea Bocelli e Giorgia, un video che vogliamo faccia il giro del mondo raggiungendo un milione di visualizzazioni. La strada è ancora lunga e, dall'alto della mia stella, chiedo una mano anche a voi. Perché se vince la scienza, vinciamo tutti.

Abbiamo voltato definitivamente pagina, quindici anni dopo

14 aprile 2021

Gli anniversari rappresentano un'opportunità di rivisitare il passato per fare un salto in avanti e immaginare. Io voglio sfruttare il quindicesimo anniversario di un atto di ribellione scientifica che cambiò la mia vita – e influenzò quella di molti altri – per guardare oltre Covid-19.

Nel marzo del 2006 l'Europa e altre parti del mondo erano minacciate da H5N1, il virus della cosiddetta influenza aviaria. In quel periodo lavoravo in Italia come virologa studiando i virus con potenziale pandemico e innescai un animato dibattito internazionale quando mi rifiutai di inviare la sequenza del genoma virale di H5N1 a un database privato protetto da password, decidendo invece di renderlo pubblicamente disponibile. E lanciai un appello ai colleghi di tutto il mondo affinché facessero lo stesso.

Allora credevo, e ne sono convinta ancora adesso, che condividere le sequenze dei genomi virali potesse accelerare la ricerca su questi organismi altamente prevalenti e adattabili, aiutandoci a combatterli se necessario.

Il mio appello fu sostenuto da organizzazioni internazionali come l'Oie (oggi Organizzazione mondiale della sanità animale), l'Organizzazione delle Nazioni Unite per l'Alimentazione e l'agricoltura e l'Organizzazione mondiale della sanità, anche se ci furono alcune critiche aspre. Da allora la condivisione delle sequenze dei genomi virali è diventata una pratica abituale.

Perché tutto questo è rilevante, oggi? Perché il 10 gennaio 2020, pochi giorni dopo che si era diffusa nel mondo esterno la notizia di una misteriosa pandemia di polmonite in Cina, la sequenza del nuovo coronavirus che causava la malattia fu resa disponibile alla comunità scientifica mondiale. Da allora centinaia di migliaia di sequenze di Sars-CoV-2 sono state inserite su database aperti al pubblico, e questa pratica continua tuttora. Questa condivisione totale ha consentito agli scienziati di rispondere rapidamente alle sfide diagnostiche e di immunizzazione richieste da una pandemia.

Già molti anni fa mi era chiaro che la struttura

socio-economica globalizzata vissuta dai cittadini del mondo avrebbe opposto barriere molto deboli alla diffusione virale – e anzi avrebbe potuto promuoverla. Ma se i nuovi virus e le varianti che emergevano nei diversi Paesi fossero stati monitorati e confrontati in modo efficiente, quelle conoscenze avrebbero potuto essere utilizzate per aggiornare vaccini e metodi diagnostici in modo continuativo, per tentare di anticipare le ondate pandemiche.

Questo concetto è ancora più vero oggi, perché gli scienziati hanno sviluppato la mentalità e le infrastrutture per condividere quelle che presto saranno milioni di sequenze genetiche rilevanti. Ma non è ancora sufficiente. Dato che la sorveglianza virale e la capacità di sequenziamento sono insufficienti in certe aree geografiche, le sequenze non rappresentano la distribuzione planetaria dei virus.

Poiché questo è un problema rilevante a livello globale, è essenziale assicurarsi che nella maggior parte delle nazioni, se non in tutte, e anche in quelle meno sviluppate, esistano capacità di sorveglianza e sequenziamento. Quindici anni fa il mio invito ai colleghi fu questo: «Le sequenze genetiche dovrebbero essere condivise». Oggi invece è: «Tutti i Paesi devono poter sorvegliare e sequenziare i virus – da subito».

Guardando alla vita scientifica post-pandemica, credo che la condivisione delle informazioni debba andare oltre i genomi virali e sfruttare appieno la disponibilità sempre più ampia di dati aperti per avvantaggiarsi di una delle verità nascoste della pandemia di Sars-CoV-2: questo è l'evento più misurato nella storia umana.

Questo approccio sarebbe stato del tutto irrealistico se Covid-19 si fosse presentato con dieci anni di anticipo, quando le nostre capacità di catturare, immagazzinare e processare i dati non erano avanzate quanto oggi. Praticamente ogni variabile della pandemia generata attivamente e passivamente dai miliardi di *device* personali o istituzionali che usiamo ogni giorno per gestire le nostre vite oggi viene misurata, in una qualche forma. Ad esempio i dati climatici, la concentrazione di pollini e allergeni, i livelli di inquinamento e altre variabili come la mobilità e gli elementi della vita quotidiana che favoriscono la diffusione virale e la perpetuazione dell'infezione possono essere valutati come cause di ospedalizzazioni e morti in eccesso.

Covid-19 potrebbe diventare la perfetta giustificazione per massimizzare il potenziale dei dati che generiamo e scoprire nuove interazioni che possano facilitare i processi decisionali in tempo reale.

Queste scoperte potrebbero anche servire come trampolini per il futuro.

La pandemia di Sars-CoV-2 ha dimostrato nuovamente che le malattie umane possono essere legate al salto di specie di un virus animale, ma il suo corso e le ramificazioni sono legati a una serie di altre cause. Abbiamo vissuto l'azione di questa pandemia come uno stress test multisistema per domini interconnessi e interdipendenti. Abbiamo visto i suoi tragici effetti su milioni di individui in tutto il mondo e su una serie di sistemi sanitari nazionali. Ha inoltre alterato la gestione delle interazioni personali e sociali e la mobilità, costringendoci a ripensare persino la socializzazione.

Ci stupiamo degli sforzi titanici profusi per rispondere alla pandemia e creare, sperimentare e distribuire vaccini entro un anno dalla scoperta di un virus. Ma la pandemia ha anche svelato un grave errore strategico nell'approccio ai vaccini: il fatto che richiedano di rispettare la catena del freddo per essere conservati e trasportati. Questo aspetto ha influito sullo svolgimento delle campagne vaccinali nei Paesi sviluppati ed è un grande problema irrisolto nei Paesi a medio e basso reddito. Ora è il momento di investire su vaccini termostabili, resistenti ai danni causati dal calore o dal congelamento, a cominciare da quelli contro Covid-19 per poi estendere la tecnologia ad altre malattie passibili di prevenzione tramite vaccino.

Siamo stati costretti a ripensare – o reinventare – interi sistemi che sono stati devastati dalla pandemia. Nel corso del processo dovremmo essere motivati a esplorare soluzioni innovative basate sulle conoscenze che stiamo accumulando sull'interazione fra esseri umani, animali, piante e salute ambientale, che vadano idealmente a convergere con le iniziative volte a raggiungere gli Obiettivi di sviluppo sostenibile delle Nazioni Unite.

Mi piace immaginare questa visione come una «salute circolare».

Indice delle fonti

La scienza è energia, p. 14: *La scienza è meravigliosa*, in «Corriere della Sera», articolo pubblicato il 15 novembre 2019 per accompagnare il lancio della campagna #BeautifulScience.

L'algoritmo della «salute circolare», p. 21: *L'algoritmo della «salute circolare»*, in «Corriere della Sera (Corriere Innovazione)», 30 novembre 2018.

L'equilibrio da ritrovare, p. 27: *L'equilibrio da ritrovare*, in «Corriere della Sera (Corriere Innovazione)», 26 luglio 2019.

Il vaccino dimezzato, p. 32: *Il vaccino dimezzato*, in «Il Foglio», 10 gennaio 2018.

Vaccinarsi per l'influenza serve a combattere il coronavirus cinese?, p. 44: *Vaccinarsi per l'influenza serve a combattere il nuovo coronavirus cinese?*, in «Il Foglio», 24 gennaio 2020.

Coronavirus, il contagio era inevitabile: ora l'unica cura è rispettare le regole, p. 48: *Coronavirus, il contagio era inevitabile: ora l'unica cura è rispettare le regole*, in «Fanpage», 21 febbraio 2020.

Le megalopoli collegate, p. 52: *Coronavirus, perché i casi in Usa e Nigeria sono più pericolosi dell'epidemia in Italia*, in «Fanpage», 29 febbraio 2020.

Perché è giusto chiudere tutto (anche se non ci piace), p. 59: *Coronavirus, perché è giusto chiudere tutto (anche se non ci piace)*, in «Fanpage», 4 marzo 2020.

Un fenomeno epocale che ci sorprenderà, p. 63: *Un fenomeno epocale con possibili sorprese*, in «Corriere della Sera», 7 marzo 2020.

Più forti con la scienza open source e la collaborazione internazionale, p. 68: *Più forti con la scienza open source e la collaborazione internazionale*, in «Il Foglio», 9 marzo 2020.

Troppi antibiotici? Perché in Italia si muore di più, p. 73: *Troppi antibiotici? Perché in Italia si muore di più*, in «Fanpage», 12 marzo 2020.

Mamma Europa, sbrigati. Dacci regole comuni, p. 79: *Mamma Europa, sbrigati. Dacci regole comuni*, in «Corriere della Sera», 16 marzo 2020.

Pandemia: oltre lo stupore, p. 84: *Pandemia: le*

certezze e i dubbi, in «Corriere della Sera», 12 aprile 2020.

Una nuova mappa mentale, p. 89: *Una nuova mappa mentale*, in «Corriere della Sera», 3 maggio 2020.

L'anello più importante della catena è il più debole, p. 94: *Difendiamo la salute degli anziani*, in «Corriere della Sera», 8 giugno 2020.

La seconda ondata che arriverà, p. 98: *Le cautele necessarie per la seconda ondata*, in «Corriere della Sera», 3 agosto 2020.

Il virus ha cambiato tutto, p. 104: *Il virus ha cambiato tutto*, in «Corriere della Sera», 19 agosto 2020.

Il gioco rischioso dei negazionisti ci coinvolge tutti, p. 110: *Il gioco rischioso dei negazionisti ci coinvolge tutti*, in «Corriere della Sera», 3 novembre 2020.

Per vaccinare usiamo anche cinema e teatri, p. 115: *Per vaccinare usiamo anche cinema e teatri*, in «Corriere della Sera», 21 novembre 2020.

Salute e ambiente sono un sistema circolare, p. 120: *Salute e ambiente sono un sistema circolare*, in «Corriere della Sera (Pianeta 20)», 16 dicembre 2020.

Il «fattore virus» non è il solo che determina una

pandemia, p. 129: *Il «fattore virus» che determina una pandemia*, in «Corriere della Sera», 2 gennaio 2021.

Il tempo è vita, p. 134: *Il tempo è vita*, in «Corriere della Sera», 9 marzo 2021.

La soluzione favolosa (che non deve essere data per scontata), p. 138: *Salviamo prima i più deboli*, in «Corriere della Sera», 22 marzo 2021.

Il futuro va costruito ora, p. 143: *Il futuro va costruito ora*, in «Corriere della Sera», 6 aprile 2021.

Il virus è fuggito da un laboratorio? Nella storia è già successo. E ora servono regole, p. 148: *Il virus è fuggito da un laboratorio? Nella storia è già successo. E ora servono regole*, in «Corriere della Sera», 27 giugno 2021.

I ricoveri evitabili e il senso della misura, p. 154: *I ricoveri evitabili e il senso della misura*, in «Corriere della Sera», 21 luglio 2021.

Solo grazie alla visione di insieme potremo prepararci al futuro, p. 163: *Solo grazie alla scienza possiamo guardare al futuro*, in «Corriere della Sera», 22 novembre 2021.

La scienza da sola non basta, p. 168: *La scienza da sola non basta*, in «Corriere della Sera», 8 dicembre 2021.

Il bersaglio mobile, p. 173: *Il bersaglio mobile*, in «Corriere della Sera», 7 gennaio 2022

L'arcobaleno c'è. La pandemia vista da una stella, p. 179: *La pandemia vista da una stella*, in *C'è un posto nel mondo. Siamo noi*, maggio 2020.

Abbiamo voltato definitivamente pagina, quindici anni dopo, traduzione dall'inglese dell'autrice, p. 187: *Quindici anni di condivisione dei genomi virali*, in Statnews.com, 14 aprile 2021.

Indice

L'ARCOBALENO

Questo libro è stampato fabbricato da Grafica Veneta S.p.A.
con un processo di stampa e rilegatura certificato 100% carbon neutral
in accordo con PAS 2060 BSI

Finito di stampare nel mese di aprile 2022
per conto di RCS MediaGroup S.p.A.
da Grafica Veneta S.p.A., Trebaseleghe (PD)
Printed in Italy